U0040836

全彩圖解

PERITONEAL DIALYSIS

腹膜透析
居家照顧全書

國內第一本慢性腎臟病居家腹膜透析醫療知識全解

花蓮慈濟醫學中心
腎臟科、復健醫學部
營養科醫療團隊

———

合著

|₂O 原水文化

PART1 認識身體的「排水系統」 26

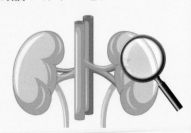

第一章》 排水引擎──腎臟的功能 28

1 誰管排尿這件事──認識腎臟 28

腎臟的位置與構造 28

腎臟的功能 29

　◎ 代謝工廠　◎ 調節工廠　◎ 製造工廠

2 哪些人是高危險群？ 30

　◎ 糖尿病　◎ 高血壓　◎ 腎絲球腎炎　◎ 濫用藥物　◎ 痛風
　◎ 透析或腎臟病家族史　◎ 65 歲以上老年人　◎ 抽菸　◎ 肥胖　◎ 環境暴露

3 腎臟健康亮紅燈？慢性腎病症狀＆分期 33

慢性腎臟病可能出現的症狀 33

4 定期檢測腎健康──護腎「三三制」檢查 37
　◎ 驗血　◎ 驗尿　◎ 量血壓

第二章》 肚皮下的神秘面紗──腹膜 38

1 腹膜是什麼？ 38

2 腹膜有什麼功能？ 39

3 腹膜怎麼清除尿毒素？ 39

4 如何保護腹膜？ 41
　◎ 避免經常使用高濃度葡萄糖透析液來進行透析
　◎ 正確執行無菌換液動作，減少腹膜炎的發生

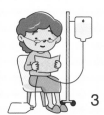

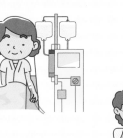
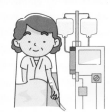

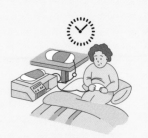

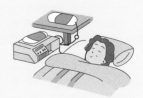
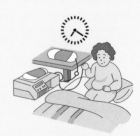

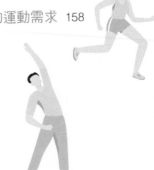

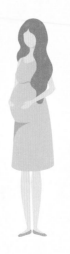

戮力以赴，
共建綿密醫療照護網

文 \ 薛瑞元 (衛生福利部部長)

　　「急性腎衰竭及慢性腎臟疾病」為國人醫療費用前 20 大疾病之首，一年花費全民健保支出逾 550 億點。慢性腎臟病若不及時治療，一旦進入末期腎臟病 (ESRD)，病人需長期進行透析治療，不僅影響生活品質，亦會引發多重併發症，因此，降低腎臟病的發生率，提升腎臟病人的醫療照護品質，一直是本部關注的議題，也積極投入各項資源。

　　本書以淺顯易懂的圖文方式，說明腎臟病、醫病共享決策、腹膜透析執行方式及注意事項、居家照護之衛教管理 (如飲食、運動、留意併發症等)，相信能幫助剛開始進入治療的病人，解除許多疑慮或不安；善用書中的知識，安心在家接受透析，不受時間與空間的限制，以正向積極的態度面對疾病。感謝醫護團隊對提供以人為本的全面性照護之用心，以及在提升居家透析治療所做的努力。

　　衛福部為台灣衛生醫療及社會福利政策的領航者，始終為如何提供國人更好的醫療服務、遠離疾病、促進健康及福祉而努力，本人將繼續與全體同仁戮力以赴，共同建構綿密的醫療照護網絡，為全民健康而奮鬥不懈。

好而美的腹膜透析新人生

文＼黃尚志（台灣腎臟醫學會理事長）

　　花蓮慈濟醫院腎臟科徐邦治主任暨同仁們計畫出版一本民眾可以看得懂的腹膜透析書籍，請我以腎臟醫學會理事長立場為該書寫序，個人當然欣然答應。花蓮慈濟醫院為台灣東部最重要的醫學中心，肩負東部民眾醫療與健康的重責大任，慈濟腎臟科血液透析及腹膜透析分別成立於 1988 年與 1996 年，這群默默耕耘的醫護及相關醫療專業人員，幾十年來照顧眾多尿毒症而需透析的病人，延長病人生命維持生活品質，可謂透析病人的守護天使。

　　台灣慢性病與末期腎臟病的病人不少，在照護上卻有相當良好的系統，醫療品質亦十分優良，且不因地緣上而有所差距。花蓮慈濟腎臟科不論在血液透析、腹膜透析、慢性腎臟病照護，都有非常優秀的人力與系統，提供傑出的照護品質，屢屢獲得各種獎項，尤其更能注重如何協助病人自我照顧，在營養、復健與資訊的領域上，都有獨創的教材、器具與裝置，讓病人自我成長，提升整體醫療照護品質。

　　本書集全院相關醫療照護領域同仁的合作與努力，編撰成此大作，全書共分七大主題，每一部分再分出不等的章節，內容十分豐富。前面兩部分包含從腎臟生理、腎臟疾病、尿毒症的醫病共享決策、各項治療優缺點與的選擇等。進到腹膜透析的主題後，從腹膜處置、操作到各種狀況排除、透析品質與自我照顧等，都在本書的

範圍。尤其難得的是，最後亦介紹利用現代化的雲端資料傳輸裝置
與技術，遠端即可了解甚至控制治療的進行，在此新冠肺炎疫情仍
然嚴峻之際，此項技術甚具有特色與價值，將會是未來透析治療的
主要模式。因為是寫給民眾與病人看的書，所以文字簡潔詞意精
確，易讀易懂，相信定能獲得民眾的青睞。

　　台灣腎臟醫學會肩負提升我國腎臟醫療水準，協助政府促進民
眾腎臟健康，規畫教育與訓練腎臟專業人員，參與國際腎臟學術交
流等任務，我們樂見花蓮慈濟腎臟科完成本書的編撰，希望本書可
以讓民眾更了解自己的腎臟功能，如何發現及面對腎臟病，當疾病
進行至尿毒症而選擇腹膜透析治療後，更能從容駕馭腹膜透析的各
種相關事項，給自己一個好而美的新人生。

全人醫療 輕鬆護腎

文＼林俊龍 （佛教慈濟醫療財團法人執行長、心臟內科醫師）

2019 年以來，新型冠狀病毒肺炎疫情肆虐全球，至今已超過兩年，醫療工作者全心全力防疫抗疫，身為醫師，內心深有感觸，我以所有醫療團隊為傲為榮，大家都是心中帶著使命感與願力，以所有民眾的健康為己任，堅守醫療堡壘。醫療，是神聖的專業，它的價值就在於人與人之間最真誠的關懷，我們是為了病人而存在的。

而花蓮慈濟醫學中心的腎臟科團隊，不受新冠病毒所擾，仍依計畫完成了第三本醫普書的撰寫出版，繼《透析護腎一日三餐健康蔬療飲食》、《慢性腎臟病科學實證最強復健運動全書》之後，出版《全彩圖解腹膜透析居家照護全書》，用心實踐「全人醫療」。

腎臟科團隊出版的前兩本書，重點在於提醒腎友蔬食、保持運動習慣，這也是我在心臟內科門診時常給病人的建議。這幾年我們慈濟醫療志業投入素食研究，已取得科學證據支持素食有益健康，也能減緩慢性疾病的發生。而保持運動習慣，更是護心護腎最便宜又有效的良方妙藥。

腎臟科團隊再接再厲，這次出版了腹膜透析的新書，內容專業詳實又親民，深入淺出。雖然末期腎臟病人大多數使用血液透析，目前只有少部分人選擇腹膜透析，但腎臟科團隊還是希望提供完整的相關資訊，也希望能推廣腹膜透析的運用。

　　血液透析是利用人工腎臟來取代已經失去功能的人體腎臟，病人需每星期到醫院三次，一次四、五小時，一切都交由醫護人員來協助洗腎。相對來說，腹膜透析是利用自己身體天然的半透膜，也就是「腹膜」來代替腎臟功能；病人每天自行更換三到五次透析液，每次約二、三十分鐘，不用到醫院來，可以正常生活，上班、休閒都不受限，游泳、泡溫泉，甚至出國旅遊都可以，重要的是要靠自己來操作，或是較年長者由照顧者操作。

　　腹膜透析的方式，留給病人自主的能力，只要事先由醫師做好專業評估、控制得宜，定期回診追蹤，保有良好的生活品質並不難。而且，腎友不需要一個人孤軍奮鬥，腹膜透析團隊是最堅強可靠的後盾，不僅為腎友定期回診，有關腹膜透析的任何問題，都能盡可能處理協助，甚至開發了教學輔助系統，讓腎友感覺護理師隨時都在身邊，隨時能為自己解決問題。於此特別推薦這本好書，樂為之序，感恩。

愛腎保健與腹膜透析工具書

文 ＼ 林欣榮（花蓮慈濟醫學中心院長）

腎臟是很重要的器官。許多人都知道腎臟的主要功能是清除體內的廢物及多餘的水分，也就是說身體的廢物及多餘的水分，可經由腎臟過濾到尿液排出，目的是要維持身體裡頭化學物質的平衡，例如酸、鹼值的平衡，以及鉀、鈉、鈣、鎂、氯、磷等電解質的調節與平衡。

人體 pH 值（酸鹼值）須維持在 7.4 左右，身體各個器官才能良好運作。正常身體代謝過程中會產生的酸性物質，需經腎臟調節排出，以保持酸鹼恆定，避免酸中毒。電解質過多或過少都會對身體產生危害，如心律不整、肌肉無力、抽筋、腸胃道功能異常、意識不清等。

腎臟還可以產生不同的賀爾蒙，紅血球生成素可刺激骨髓製造紅血球，腎素可維持血壓的穩定，活性維生素 D 能促進腸道對鈣磷離子的吸收，維持鈣磷平衡，鞏固骨骼健康。綜合上述說明，可以證得腎臟的重要性。

因此，當腎臟組織因疾病遭受無法恢復的損壞時，腎功能就會逐漸衰退。通常在發生輕度腎臟病時，大部分不會出現任何症狀，所以不容易發現，但是出現噁心、嘔吐、血尿、蛋白尿、多尿、少尿、水腫、體力衰退等症狀時，即可能是身體因為腎臟功能逐漸下降到已無法自然排除體內代謝的廢物。

面對腎臟健康亮紅燈，該怎麼辦？因為腎臟功能一旦受損就無法恢復原有的功能，就醫治療是唯一的方法。慢性腎臟病的病程進展分為五個階段，最後一階段是末期腎臟病，這時腎功能只剩下不到正常的十分之一，且血中的尿毒指數不斷攀升，逐漸有明顯的尿毒症狀，在利用藥物及飲食控制無法有效控制病情時，就需要選擇接受腹膜透析、血液透析或腎臟移植等替代性療法來代替衰竭的腎臟功能。

花蓮慈濟醫學中心腎臟內科團隊關心透析病友的健康，先是與營養科團隊合作《透析護腎一日三餐健康蔬療飲食》一書，幫助腎友從正確飲食著手，守護健康；2021 年 1 月，再與復健科團隊出版《慢性腎臟病科學實證最強復健運動全書》，經由物理治療師團隊指導，改善腎臟病友的肌少症，並提升心肺代謝功能。

第三本書，除了提醒讀者護腎的觀念之外，最主要是揭開「肚皮底下」神秘面紗，帶領讀者認識「腹膜透析」，包括末期腎衰竭病友在做治療選擇前，可透過醫病共享決策的過程慎重評估，也了解腹膜透析和血液透析有哪些異同；而且提供選擇「洗肚子」的病友正確的實務操作與衛教知識。

全書透過淺顯易懂的文字敘述讓讀者認識腎臟病及治療方法，關於腹膜透析的的每個流程，還搭配實務操作照片、圖片，讓病友一目了然。同時，也關心病友的飲食及營養，分享如何自行檢測肌少症風險的小撇步，包括如何從食物中攝取優質蛋白質、穀物的選擇與建議、磷鉀的控制與用藥，以及各種疫苗的防護等，非感染性的併發症治療與護理，也全數羅列在書中。

書中的每一個章節，都是腎臟內科包括醫師、護理師等團隊成員，多年來從病友身上累積最常遇見的問題，鉅細靡遺，還有「小叮嚀」，處處可見照護團隊的專業與用心，以及點點滴滴的愛與關懷。

輕鬆接受腹膜透析，
增進生活品質

文＼許志成（國家衛生研究院群體健康科學研究所副所長、台灣腎病年報總編輯）

近二十年來，台灣的末期腎病發生率與盛行率年年攀升，目前約有九萬民眾需要長期接受透析治療，才能排除代謝毒素、維持各器官之生理機能、延長生命。腎臟透析主要分為兩種：血液透析與腹膜透析。

接受血液透析的腎友每兩三天就要到透析院所接受一次約四個小時的治療，常常造成生活不方便，無法正常上班，無法出遠門旅行，有時更會因脫水、電解質快速變動與不平衡，影響腎友的心血管功能。相反的，腹膜透析因為腎友可以自己決定更換透析液的時間，較有彈性，自主性較好，瞬時血流動力學變動也較為平穩，腎友常能享有較好的生活品質。可是在台灣絕大多數長期透析腎友卻選擇血液透析，根據 2021 台灣腎病年報紀錄，目前只有 9.4% 的新發末期腎病患者接受腹膜透析，盛行透析患者更只有 8.0% 使用腹膜透析（60 歲以下的盛行透析患者也只有 17.2% 選擇使用腹膜透析）。

為何多數腎友不願意選擇可以提高生活品質的腹膜透析來當作自己的治療模式？主要原因就是害怕與擔心。他們會害怕每天需處理多次透析液的更換；他們也會害怕腹膜炎感染；他們更會擔心一個月才能回診，萬一發生緊急問題而醫護人員無法及時幫忙。雖然透析院所在腎友（尤其是曾加入 pre-ESRD 整合照護計畫的慢性腎臟病患者）開始接受透析之前，會詳細說明並比較血液透析與腹膜透析的優缺

點，也會依據病患個人與家庭特性、殘餘腎功能、透析相關的健康識能等給予建議，並經討論達到醫病共享決策，協助腎友選擇合適的透析模式。可是片段式的晤談、討論與諮商還是常常無法減低腎友的擔心與害怕；於是，多數腎友寧可犧牲自主性去選擇血液透析。腹膜透析對很多腎友而言是奢侈的羨慕，是想嘗試卻又遙不可及的幻想。

可是現在情況改變了。花蓮慈濟醫院腎臟科出版了一本深入淺出，為腎友而寫的有關腹膜透析的工具書，這本書完全以病人觀點描述所有腹膜透析的適應症、操作程序、併發症預防與處理。詳讀這本書，對即將接受透析的腎友而言，會因了解腹膜透析而選擇它當作初始治療模式；對正在接受腹膜透析的腎友而言，也會因為更加了解操作細節、營養調控與導管清潔，而延長腹膜透析的使用年限；對參與腎臟照護的醫護同仁而言，更可以用貼近腎友的語言與之溝通，為腎友解答他們所擔心害怕的癥結。

個人長期擔任台灣腎病年報總編輯，見證了台灣各醫療層級腎臟醫療團隊的努力成果。就接受慢性透析腎友的五年存活率來看，台灣長久以來都優於美國與歐洲，可見台灣之透析醫療品質具有世界一流水準。可是我也常常在思考，未來台灣透析品質若要更上一層樓，必須著眼於增進腎友的生活品質，而腹膜透析的推廣正是其中一項重要的策略。之前，政府曾想以增加給付方式或透過醫院評鑑規範，去提升腹膜透析的使用率，可惜成效不彰。而今我很高興看到這本腹膜透析工具書的出版，透過它，能讓腎友更了解腹膜透析，更安心使用它，也更有信心與醫護團隊合作，讓腹膜透析使用得更久、更安全。

這本《全彩圖解腹膜透析居家照顧全書》製作編撰極其用心，我推薦所有即將開始透析的腎友、正在使用腹膜透析治療的腎友、甚至所有參與慢性腎臟病照護的醫護同仁都要熟讀這本書。

守護腎臟，一生懸命

文＼徐邦治（花蓮慈濟醫學中心腎臟內科主任）

堅持專注，把事情做到極致，用生命守護自己所看重的東西。

如果說生老病死是每個人都必須面對的課題，那麼在有限的人生中，如何去活出無限，便是我們活著的理由。腹膜透析的患者，在需洗腎的狀況下，仍能將生活過得一般無二，這便是天道酬勤。

病人需學習自行操作無菌技術，而且每天要執行三～五次的換液，身上需留置永久性的導管，不時會擔心管路移位或感染腹膜炎等併發症的狀況下，仍願意選擇腹膜透析的方式，是因為我們不只在過日子，我們更希望過──好日子。

台灣號稱是洗腎王國，但一般人對於腎臟知識、透析衛教知識的了解並不多，甚而產生誤解，這才是阻礙腎臟病患者無法維持日常生活的原因。選擇腹膜透析剛開始的前半年是最需要毅力堅持的，因為患者需要學習自己照顧自己，這中間可能會遇到許多不熟悉的狀況或是問題，除了要適應藥水對身體的反應，還要進行身體對透析方式的調適。但相對也是幸運的，因為腎友透過自行操作而了解更多腎臟病的衛教知識，同時也對自己的身體更加了解。

自我照護的醫病關係是全球的趨勢，雖然相對辛苦，但也有人進行腹膜透析超過 20 年以上。很多人對於腹膜透析的認識可能不是

那麼多，希望可以藉由這本書的分享，讓更多人認識腹膜透析，在面對即將進入洗腎時，抉擇腎臟替代療法中，腹膜透析也是一項可考慮的選擇。

　　花蓮慈濟醫院腎臟科團隊以淺顯易懂方式，針對腹膜透析腎友提供腹膜透析實務操作、常見問題、未來發展等說明及注意事項，讓腹膜透析腎友們能對自己的身體更加了解。期望腎臟科團隊與腹膜透析腎友們有良好的醫病互動，能為腎友們帶來延年益壽的效果。

積極看待生命，珍惜時光，一樣活得精采

文＼林美玲（護理老師、腹膜透析腎友）

作個決定，花了十年

好像是 2004 年某月的門診對話吧，「美玲老師，妳現在的腎臟功能已經是慢性腎臟病第四期，如果尿毒再繼續飆升，妳可能就要洗腎了……妳有想用哪種透析的形式嗎？因為妳有說過不考慮家人腎臟捐贈……」當時在診間，聽到徐邦治醫師跟我說這些話的時候，我腦海中只有一個念頭──「果然還是撐不住了嗎？真是到了一定要洗腎的地步了嗎？」

然後帶著最後一絲奢望，我回說：「我會多注意飲食控制的，我現在沒有感覺不舒服，我會好好想想以後要用哪一種治療方式。」就這樣，接下來的十年，我透過跟護理師的諮詢及講解示範、看透析教學影片、查期刊資料及腎友分享的故事，幾經反覆掙扎與猶豫不決，終於做出「腹膜透析」這個決定。接下來就是何時埋管？何時開始腹膜透析？這一年，我 36 歲，是正在努力衝刺工作的年紀。

不到黃河心不死、不見棺材不掉淚

2015 年某月回診，「老師，妳之前已經決定要做腹膜透析，那要不要現在選個時間，我們先在妳肚皮底下預作腹膜透析埋管？這樣狀況緊急時就可直接拿出來用，就不用先裝 double-lumen（雙腔導管）急洗 H/D（血液透析），再去埋管、再來學洗 PD（腹膜透析）……。」

　　沒等徐醫師把話說完，我就急著說：「我還不想埋管，我不敢想像肚子多出一根管子是什麼樣子？會有什麼感覺？」然後還是回應他同一句話：「我現在沒有不舒服，我會好好吃藥，控制自己的生活作息與飲食。」

　　然而徐醫師聽我說完後，卻一改輕鬆的態度，仔細提醒我，如果有感覺任何不舒服，頭暈、噁心想吐、心悸或呼吸不順，就要盡快就醫，同時還請護理師給我醫院緊急連絡電話。

　　隔了一星期的某一天，因為已連續兩、三天因微喘睡不好，那天突然一陣眩暈、把早、午餐都吐出來還狂嘔不止，心跳到 130 下、說話微微發抖、上氣不接下氣時，我清楚知道應該是時候了。

　　當下撥打醫院的緊急連絡電話，簡單收拾了換洗衣物，拿上健保卡快速到達醫院急診。緊急辦好住院後發生的一切就如徐醫師曾預言的那樣，急裝 double-lumen（雙腔導管）、急洗 H/D（血液透析），等規律透析後病情穩定就選時間去埋 PD（腹膜透析）管、再花二個星期好好學洗 PD，就這樣開始了我的洗腎人生！這時的我，46 歲，剛步入中年早期……

一旦接受了，學什麼都很快、生活也變得輕鬆

　　對一個從青少年時期就有蛋白尿、知道自己腎臟有問題的護理人員來說，如何妥當自我照顧、延緩洗腎時刻的到來就是生活中最重要的事情。所以當醫師宣告要終身洗腎的那一刻真的讓人很難接受。

　　因為將近二十多年的歲月，自己一直很努力地維持不斷下降的腎臟功能，只要還有機會就不想放棄。但再多努力、否認或逃避並不能改變終究要透析治療這個事實。

所以當躺在血液透析室的床上，我問自己，以後透析就要變成日常了，就像每天的刷牙洗臉一樣，每天都要做，並且要確實乾淨。而如果想要更多自主，少一些限制，那就選擇機器洗吧？

這樣在晚上睡覺時，機器幫忙清洗體內的毒素，而白天的工作、休閒與生活都不受影響……，一邊躺在病床上任意念翻飛跳躍，一邊聽著證嚴上人的開示，自己慢慢回顧、消化這些年的心路歷程，好像身上多一條救命的管子也沒那麼奇怪了，同時積累多年的毒素被慢慢清除後，感覺許久未見的輕鬆感回到身上，胃口也慢慢變好、漸漸有活力，好像人生開啟了另一個境界，新的、好的開始。

人生都有許多角色需要扮演，調適整合後都是美好的開始

2021 年 7 月，我 52 歲，回診時對徐醫師說：「我希望至少未來十年我都還是持續在你的門診穩定追蹤。」他笑著說一定可以的啦！洗 PD，好好的，沒問題！

對腎友來說，面對新冠疫情威脅的此刻，對醫護人員的敬重與感恩只有與日俱增、時刻未減。因為腎友所遭遇的照護問題，幾乎都是醫護團隊協助解決。不論是提供諮商衛教，給予我們最新換藥敷料或指導症狀照護的小訣竅，如何避免腹膜炎、改善食慾不振，甚至到現在疫苗施打的疑慮或擔心，我們都可以跟腹膜透析的醫師、護理師討論。

我認為台灣的醫學科技發達，讓現代的腎友直接受惠。我們有品質更好的透析液、較少的透析限制以及有更好的生活品質，只要我們與專業的醫護團隊配合，遵從治療、好好自我管理與負責，洗腎就像是生命的小小轉折點！有時生命轉個彎，我們看見的世界更不一樣，人生更不同。這是我接受洗腎後對生命的感悟，跟大家分享。

在「無常」中保持「如常」
──給腎友的話

文＼林于立（花蓮慈濟醫學中心腎臟內科主治醫師）

　　人生總有許多無法預期的變化，您也許因為先天遺傳或後天疾病的因素失去了腎臟功能，人生跌落谷底，中斷了原有的生涯規劃及夢想。在腎臟功能逐步衰退之際，背負了許多身心的壓力。

　　在「無常」中保持「如常」，是老天爺給腎友們的考驗。這些年的臨床服務經驗發現，在接受了規則透析、生活模式與心態上的調適後，腎友們依然可以健康的回到社區，發揮良能。精進的腎友不忘把握時間在教會裡傳道；從事教育的校長老師仍不忘關懷學生、殷殷教導年輕學子；開朗的腎友即使年過半百，依然可以去海邊嘗試浮潛，把皮膚曬得黝黑；慈濟師兄姊依然發心在環保站及社會各個角落付出；醫護同仁在疫情升溫之際，依舊堅守崗位，服務病友。其實，「只要轉念，人生依舊有好風景」。

　　維持良好的身體健康狀態，是腎友們追求人生理想的首要條件，也是全台醫護人員的共同期待。健康，是一種無價的投資，「透析健康，操之在己」，是腎友們必須具備的認知。儘管全台灣優質的透析照護品質已是全球有目共睹，然而規則的透析、規律的生活作息、健康的飲食習慣仍然是維持您身體健康的重要關鍵。相較於一般人，「高磷」、「高糖」、「高鹽」等長期不健

康的飲食型態，無形中對腎友們心血管健康的危害尤其重大。無可諱言，這也是許多腎友需要努力克服的課題。因此，花蓮慈濟醫院腎臟科及營養科團隊於 2019 年 8 月合作出版了《透析護腎一日三餐健康蔬療飲食》，期望腎友對於健康的飲食型態有所了解及依循，進而常保健康。

另一方面，腎友肌肉量和肌力的流失較一般人快，後續容易造成免疫力的下降及感染風險的上升。除了飲食方面的調整，維持運動好習慣也是預防肌力流失不可或缺的一環。在 109 年 1 月，我們與本院復健科團隊合作推出《慢性腎臟病科學實證最強復健運動全書》，鼓勵腎友將運動化為行動，打造健康好習慣。

每位腎友都經歷過人生憂谷，您可以重新再站起來、成就更好的自己，家人與全台灣的透析醫護人員就是您們最好的後盾。祝福腎友們能有持續追求人生夢想的勇氣，「有願就有力，有心就不難」！ 花蓮慈濟腎臟科團隊謹以此書，獻給持續追求理想、努力生活的你們。

PART1

認識身體的 「排水系統」

「問渠那得清如許，為有源頭活水來。」就如腎臟功能的寫照，要有清淨的尿液，需要有源源不斷的活水，保持身體良好的排水功能；而排水功能遞減，代表著腎臟功能的衰弱退化；腎臟病的症狀及分期為何？哪些人是腎臟病的高危險群？腎臟功能又該如何檢測……

第一章》 排水引擎——腎臟的功能

1 誰管排尿這件事——認識腎臟

腎臟的位置與構造

　　我們正常人有兩顆腎臟，左右下緣各一，約位在後腰的肋骨緣下。右腎上方的空間需容納肝臟，故比左腎略低。腎臟形狀如同蠶豆、大小約拳頭一般大，重量約 150 公克，主要由 100 ～ 125 萬個「腎元」所組成。而腎元又包含「腎絲球」與「腎小管」組成，腎絲球是特化的微小血管，主要作用為「過濾」血液物質至腎小管內；腎小管則負責後續的「加工」將有用的物質再吸收回人體內，其餘代謝廢物將隨著多餘的水分形成尿液排出。

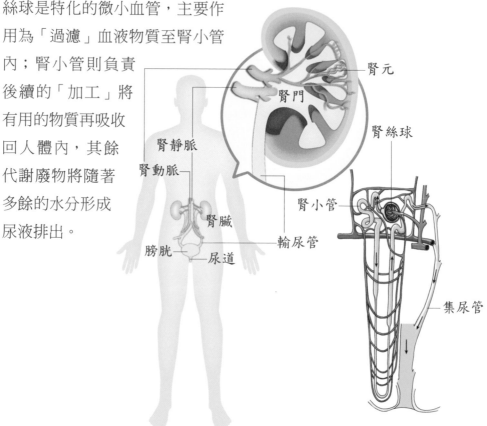

腎臟的功能

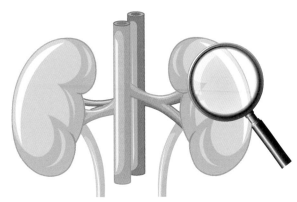

　　腎臟如同 24 小時不打烊的加工廠，不眠不休的為人體工作，3 大作業廠為：「代謝工廠」、「調節工廠」、「製造工廠」，分工如下：

代謝工廠

★ **排除多餘水分**：血液會經過腎臟過濾後，將多餘的水分經尿液排出，在正常的狀況下一天約形成 1 ～ 2 公升的尿液排出。

★ **代謝體內毒素**：平常攝入的各式食物、藥物、身體運作或肌肉活動下產生的代謝廢物，都可經過濾後排出體外。

調節工廠

★ **調節體內酸鹼平衡**：人體 pH 值（酸鹼值）須維持在 7.4 左右，也就是中性，身體各個器官才能良好運作。在正常身體代謝的過程中會產生酸性物質，需經腎臟調節排出，以保持酸鹼恆定，避免酸中毒。

★ **調節體內電解質平衡**：體內電解質有鈉、鉀、鈣、鎂、氯、磷等，皆有賴腎臟進行精密的調節。電解質過多或過少皆會對身體各器官產生危害，如心律不整、肌肉無力、抽筋、腸胃道功能異常、意識不清等。

製造工廠

由腎臟負責製造的三個荷爾蒙包括：

★ 紅血球生成素（Erythropoietin, EPO）：可刺激骨髓製造紅血球，長期腎功能受損會導致紅血球生成素製造不足，而引起貧血。

★ 腎素（Renin）：腎素可維持血壓的穩定，避免因血壓過低影響腎臟過濾血液的功能。

★ 活性維生素 D：能促進腸道對鈣磷離子的吸收，維持鈣磷平衡，鞏固骨骼健康。

2 哪些人是高危險群？

糖尿病

長期控制不佳的糖尿病是洗腎最主要的原因，透析腎友中將近有一半患有糖尿病。長期高血糖如同全身器官及血管浸泡在糖水裡，進而傷害腎臟血管，增加腎臟負荷，導致慢性腎病變。有糖尿病的患者，建議定期測量血糖，將空腹血糖控制在 80 ～ 130 mg/dL 之間，糖化血色素控制在 7%以下。

高血壓

長期血壓偏高，灌注腎臟的血流壓力增加，會傷害腎臟血管，導致血管硬化，加速腎功能的惡化。一般人平時建議血壓控制在 140/90mmHg 以下，若已出現腎功能受損的跡象，則應更嚴格控制在 130/80mmHg 以下。

腎絲球腎炎

腎絲球腎炎指的是腎絲球的發炎，影響它的過濾功能，常以尿液中出現蛋白質（蛋白尿）及紅血球（血尿）為主要症狀。造成腎絲球發炎的原因眾多，包括自體免疫疾病（如紅斑性狼瘡）、特定藥物、腫瘤、感染等。建議及早就醫找出病因，並積極控制，可避免腎功能的惡化。

濫用藥物

長期濫用藥物，包括消炎止痛藥、來路不明未經醫師許可的中草藥，都可能傷害腎臟，建議不要隨意囤積藥物或聽信偏方，如因疾病因素必須用藥，請遵照醫師指示服用。

痛風

痛風是體內尿酸過多堆積於骨頭關節內，造成關節反覆發炎與疼痛。除了關節外，過多的尿酸也會沉積在腎臟，造成痛風腎病變。患有痛風的患者建議少食用高普林的食物，配合降尿酸藥物的使用，並定期追蹤尿酸濃度。

透析或腎臟病家族史

部分腎臟疾病源自於遺傳，其中最常見的是自體顯性多囊性腎病變，成年後肝腎會開始出現大大小小的水囊泡，腎功能也開始逐漸衰退。除了遺傳因素外，家族中有腎臟病或透析病史者，往往比一般人有更高的機率患有腎臟病，這可歸因於共同的家庭環境暴露及日常飲食習慣。因此，腎友的家人們也應定期進行腎臟功能相關檢查，追蹤有無腎臟疾病的發生。

65 歲以上老年人

隨著老化的過程，各器官功能逐漸衰退，腎臟也不例外。腎功能在 30 ～ 40 歲之後就會開始緩慢的下降，再加上老化過程中可能伴隨著許多慢性疾病（如糖尿病、高血壓、心臟病…等）皆可能影響腎臟功能。控制好慢性疾病及避免傷腎藥物的使用，是老年人保護腎臟的不二法門。

抽菸

抽菸會造成交感神經的刺激，引起腎臟血管收縮造成血流不足；長期吸菸也會造成血管病變，進而影響腎臟功能。此外，二手菸也可能對家人腎臟健康產生危害，因此抽菸者應盡早戒菸。

肥胖

身材肥胖者，三高－「高血壓、高血糖、高血脂」易找上門，疾病控制上也相對困難，故罹患腎臟病的風險也隨之提高。建議肥胖者養成規律運動、均衡飲食、控制體重來避免加重腎臟的負擔。

環境暴露

工作或生活環境常暴露在石化工業、重金屬、農藥等，長期都可能對腎臟造成傷害。建議減少暴露、定期健檢，工作場所的職業安全把關很重要。

3 腎臟健康亮紅燈？慢性腎病症狀＆分期

慢性腎臟病通常沒有明顯不適症狀，直到腎臟病末期即將進入透析階段才會出現尿毒症狀。然而，慢性腎臟病可能在早期就出現一些徵象，值得我們時常自我檢測、提高警覺。

【簡單自我檢測腎臟病「五字訣」】

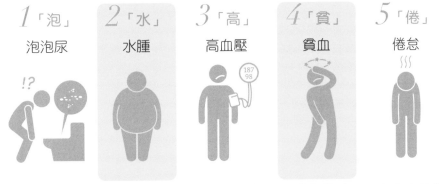

1「泡」	2「水」	3「高」	4「貧」	5「倦」
泡泡尿	水腫	高血壓	貧血	倦怠

※ 貼心提醒：若出現以上任一症狀，就有可能罹患腎臟病，應盡速就醫檢查。

慢性腎臟病可能出現的症狀

★ 泡泡尿：小便有「持久不散」的泡泡。這通常是「蛋白尿」的表徵，極可能是腎絲球腎炎所導致。

★ 水腫：為慢性腎病最常見的症狀之一，因腎臟排除水分能力下降，無法因應每日攝入的水量，因而出現水腫。由於地心引力的影響，早上起床水腫常見於眼窩及背部，日間活動後小腿前側及踝部水腫會變得明顯。

★ 高血壓：腎素分泌失調及身體水分堆積會使血壓升高，而未受控制的高血壓更加速腎臟功能的惡化。

★ **貧血**：腎臟分泌的紅血球生成素減少，無法刺激骨髓製造足夠紅血球而導致貧血，多以頭暈、無力、疲倦、體力下降為表現。

★ **倦怠**：貧血加上體內尿毒素的累積，易出現全身無力與倦怠症狀。

★ **排尿型態改變**：腎臟病早期因濃縮尿液能力下降而出現夜尿，晚期則可能尿量減少。

★ **血尿**：出現無痛性的血尿，要懷疑是否為腎絲球腎炎。

★ **食慾不佳、噁心嘔吐**：腎臟病到了末期，無法排除毒素，才會出現明顯的腸胃道症狀。

★ **呼吸喘**：腎臟無法排除體內多餘水分時，嚴重可能造成肺部積水而引起呼吸不適症狀。

慢性腎臟病可依據腎絲球過濾率（GFR）分成 5 期

階段	腎絲球過濾率 ml/min/1.73m²	症狀
第一期 觀察期	GFR ≧ 90	☐ 無特殊不適 ☐ 微量蛋白尿、血尿
第二期 輕度慢性腎臟病	GFR 60～89	
第三期 中度慢性腎臟病	3a：GFR 45～59	☐ 蛋白尿、血尿 ☐ 血液肌酸酐上升 ☐ 血壓上升 ☐ 夜尿、多尿
	3b：GFR 30～44	
第四期 重度慢性腎臟病	GFR 15～29	輕微尿毒症狀： ☐ 噁心感、食慾略為下降 ☐ 高血壓 ☐ 水腫 ☐ 疲勞感 ☐ 貧血
第五期 末期腎臟病	GFR <15	明顯尿毒症狀： ☐ 極度疲勞感 ☐ 食慾差、噁心、嘔吐 ☐ 貧血 ☐ 全身水腫 ☐ 需介入腎臟替代療法（透析 或腎移植）

末期腎臟病的尿毒症狀

項目	症狀
外觀變化	☐ 臉色蒼白、尿毒霜沉積、皮膚搔癢。
	☐ 頭髮乾燥易斷裂脫落。
	☐ 指甲變薄及凹凸不平。
神經系統	☐ 嚴重疲勞、失眠、夜間肌肉抽筋。
	☐ 反應遲鈍、意識不清、昏迷。
心臟血管	☐ 難以控制的高血壓。
	☐ 心臟衰竭、心包膜發炎或積水。
呼吸系統	☐ 呼吸喘、肺水腫、肋膜積水、肋膜炎。
消化道系統	☐ 噁心、嘔吐、食慾下降、消化道出血。
	☐ 口腔有金屬味或尿味。
泌尿道系統	☐ 尿量減少。
血液系統	☐ 造血功能喪失、造成貧血。
	☐ 易有出血傾向、紫斑、皮下出血。
骨骼系統	☐ 鈣磷不平衡、維生素 D 不足，導致副甲狀腺亢進造成骨頭病變、易骨折。
新陳代謝系統	☐ 性腺機能異常、生長激素低下、血糖異常。
水分代謝異常	☐ 水分堆積在體內，造成體重上升、水腫（下肢、腳踝水腫、晨間眼皮浮腫）。
電解質酸鹼失衡	☐ 鉀離子及體內酸性物質排出減少，造成高血鉀、酸血症，嚴重時可引發心律不整而猝死。

4 定期檢測腎健康——護腎「三三制」檢查

　　針對以上慢性腎臟病十大高危險群或如果出現上述疑似症狀，應儘早就診進行腎臟功能的評估。而經醫師診斷為慢性腎臟病的腎友，應定時每一至三個月回診追蹤做三項檢查，分別為驗血、驗尿、量血壓。

驗血

　　抽血檢驗尿素氮（BUN）與肌酸酐（Creatinine）此兩項尿毒素及電解質。尿素氮為人體攝取蛋白質代謝後的產物，正常值 7 ～ 25 毫克 / 分升（mg/dL），但會隨個人攝取的蛋白質或營養狀況而異；肌酸酐則為肌肉活動代謝的產物，正常值 0.6 ～ 1.2 毫克 / 分升（mg/dL），腎絲球過濾率（GFR）即是依此數值計算得出，是判斷腎功能好壞的主要依據。

驗尿

　　正常成人每天都會經尿液排泄極微量的蛋白質，但一天排出總量不應超過 150 毫克 / 分升（mg/dL）。若超過，尿液檢驗報告上會呈現（＋）字號標記。腎功能衰退的速度與蛋白尿的多寡息息相關。

量血壓

　　慢性腎臟病病友無糖尿病及蛋白尿時，建議血壓控制在 140/90 mHg 以下；如患有糖尿病或蛋白尿者應控制在 130/80mmHg 以下。

第二章》肚皮下的神秘面紗 —— 腹膜

1 腹膜是什麼？

腹膜是覆蓋在人體腹腔及腹部器官表面的一層薄膜，它的分布面積與我們的皮膚面積差不多，成人的腹膜約為 2 平方公尺，厚度約 0.1 ～ 0.2 公分，表面薄又透明，就像面膜一樣。

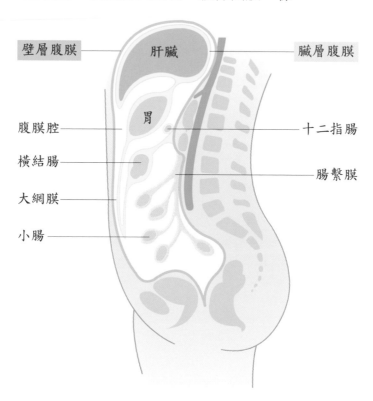

壁層腹膜　　　　肝臟　　　　臟層腹膜

腹膜腔　　　　　胃　　　　　十二指腸

橫結腸

大網膜　　　　　　　　　　　腸繫膜

小腸

腹膜包覆著腹壁及大部分腹腔中的內臟器官，例如：胃、十二指腸、大腸、小腸、卵巢、輸卵管等。覆蓋在臟器上的稱為「臟層腹膜」，覆蓋在腹壁表面的稱為「壁層腹膜」，臟層腹膜與壁層腹膜間的空腔就是「腹膜腔」，也就是可容納透析液的地方。但腹膜腔結構上男女有點小小的不同，男性的腹膜腔與外界不能相通，但女性則在輸卵管開口的位置相通。腹膜上面佈滿了密密麻麻的微血管和淋巴管，是我們進行腹膜透析不可或缺的靈魂角色。

2 腹膜有什麼功能？

您有沒有想過，為什麼腹腔內的器官會好好地固定在它該在的位置上，不會隨便移位？其中一個原因就是腹膜對臟器有著支持與固定的功能。

除此之外，腹膜會分泌少量漿液性物質，具有潤滑的功效，可保護我們的臟器減少摩擦；此漿液性物質也含有免疫細胞，能夠抵禦有害的致病菌或有害物質。所以，腹膜對人體來說很重要，功能也很多元。

3 腹膜怎麼清除尿毒素？

腹膜透析，就是俗稱的「洗肚子」。

血液透析是利用人工腎臟中的半透膜來進行透析；而腹膜透析則是利用人體天然的半透膜「腹膜」作為過濾器來進行透析。

　　簡單來說，首先我們會以手術的方式在腹部植入一條永久的透析導管，每次將透析液經由透析導管灌入腹腔後，利用腹膜表面豐富的微血管進行毒素及水分的交換，使人體代謝累積的廢物毒素及多餘的水分跑到透析液中，待留置一定時間後，再從透析導管引流出含有代謝廢物、水分的透析液。每天按照醫療指示進行透析液的換液動作：引流→灌入→留置，周而復始，以達到持續性的治療效果。

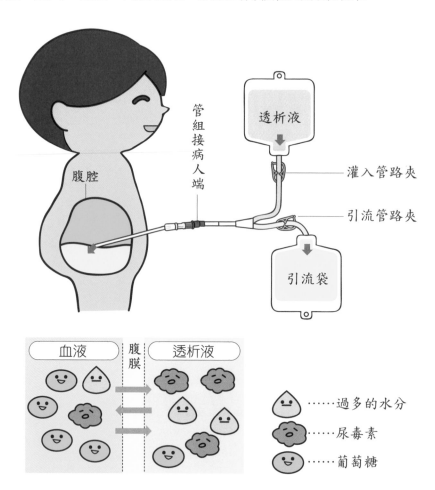

4 如何保護腹膜？

選擇腹膜透析的腎友在生活中可保有更多的彈性時間可以自由運用，腎友們無不希望能持續腹膜透析，以維持良好的生活品質。然而，隨著透析時間的累積，腹膜有可能降低它原有的透析能力，所以要盡可能保護腹膜。腎友平時該怎麼做，才能保護好腹膜呢？

避免經常使用高濃度葡萄糖透析液來進行透析

雖然高濃度的葡萄糖透析液可增加整體的脫水量，但腹膜長期浸泡在高濃度的葡萄糖藥水中，腹膜組織可能會受損，導致提早老化。因此，腎友平時應該做好水分管理，避免身體堆積過多的水分，以減少需使用高濃度葡萄糖透析液的次數。此外，經常使用高濃度葡萄糖透析液，人體多少會吸收透析液中的葡萄糖，因而對我們的血糖與血脂肪控制造成不良的影響（如何做好水分管理與評估，詳見第 72 頁）。

正確執行無菌換液動作，減少腹膜炎的發生

反覆性的腹膜炎也會造成腹膜長期的傷害，影響腹膜的功能，脫水及毒素排除效果可能因此大打折扣，所以避免腹膜炎的發生十分重要（如何避免腹膜炎，詳見第 183 頁）。

PART2

作自己的醫生：
決定最適合治療

「醫病共享決策」(Shared Decision Making, SDM) 保障每個人對醫療的自主權益,做自己身體的主人。腎友可依照自己的想法來選擇最適合自己的腎臟替代療法:血液透析、腹膜透析、腎臟移植。

第一章》善用「醫病共享決策」選擇

1 簡介三種治療方式

　　面對腎臟疾病的衰退，腎友們難免心情低落、手足無措。藉由充分了解透析治療的進行方式，有助於腎友們對後續的透析生活預做準備。

　　目前末期腎臟替代療法有三種方式：1.血液透析（洗腎）、2.腹膜透析（洗肚子）、3.腎臟移植（換腎），而這三種治療方式各有其優缺點，以下約略介紹。

末期腎臟替代療法有三種方式

治療方法	優缺點
1 血液透析	★ 俗稱「洗腎」，在正式進入透析前３個月建議先做好動靜脈廔管，利用人工腎臟內的半透膜進行透析。 ★ 透析地點皆在醫療院所，透析前護理人員會幫您打上兩支針，動脈針引流出血液通過人工腎臟淨化後，再由靜脈針回到體內，一週３次，每次約４小時，透析過程皆由護理人員操作。

治療方法	優缺點
2 腹膜透析 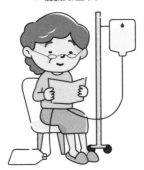	★ 俗稱「洗肚子」，在正式進入透析前2週應先建立腹膜透析導管，利用自己天然的半透膜——腹膜進行透析。 ★ 在家中進行透析，由導管灌入新鮮透析液，待留置時間到後，引流出含廢物、多餘水分的透析液，再灌入一袋新的透析液，又可分為連續可活動性腹膜透析（CAPD）、全自動腹膜透析（APD），透析過程皆由自己或照顧者來操作。
3 腎臟移植 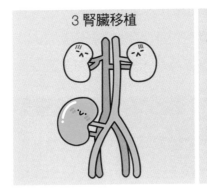	★ 腎臟移植是目前腎臟替代療法中最理想的選擇，其生活品質與長期存活率最佳，依腎臟來源分為「活腎移植」、「屍腎移植」兩大類。 ★ 接受腎臟移植後，便不需要透析，但要持續服用抗排斥藥物。

2 「醫病共享決策」五步驟

　　1982 年美國率先提出了「醫病共享決策」（Shared Decision Making, SDM）這個名詞，目的是為了促進醫病之間的相互尊重與溝通。不同於過往傳統由醫師主導醫療決策，而是強調「病人」的實際參與。在此合作模式下，病人可充分表達個人價值觀與期待，醫護人員則負責提供足夠的醫療訊息給病人參考，病人了解各個醫療選項的優缺點與自己需求的契合度，透過與醫療團隊的溝通後，共同選擇出最符合病人期待的醫療決策。

2016 年起衛生福利部開始積極推廣「醫病共享決策」，目的就是希望藉由病人與家屬共同參與醫療決策的過程，增進醫病間的溝通與信任，最重要的是選擇出最適合病人的治療方式，也才能讓病人得到最好的醫療照護品質。

您可能是人家的子女、父母，甚至長輩，這輩子都在替別人操心，甚至連生病時，都還在擔心是否會連累家人，沒辦法好好為自己規畫。

您可能同時有多種的想法，或是害怕做了不對的決策。您的擔心我們都了解，由醫病共享團隊引導您做出適合您的醫療決策，大致分為 5 個階段，或者說，5 個步驟。

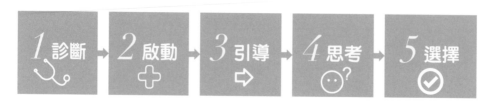

★ 診斷：在被診斷為末期腎臟病第 5 期，腎絲球過濾率（GFR）< 15 ml/min/1.73 m^2。經醫療團隊評估預期 6 個月內將進入透析治療者。

★ 啓動：腎臟科醫師初步說明末期腎臟病替代療法的種類及內容，經腎友同意後，啟動醫病共享決策，將腎友轉介至腹膜透析室或慢性腎臟病照護中心。

★ 引導：開始進行末期腎臟病替代療法說明，護理人員透過輔助工具（Patient decision aids，PDA），以影片及輔助評估表來協助腎友了解各種腎臟替代療法的優缺點、風險、可能的併發症或者對未來生活上的影響，並鼓勵腎友表達自己的想法。

★ 思考：給予腎友一段時間思考與自我評估後，經由團隊醫師、護理師或是其他相關人員一同了解病人的價值觀與期待。

★ 選擇：最後協助腎友選擇出適合自己的腎臟替代療法。

> 人生常常沒有「最完美」的選擇，但醫病共享決策
> 可幫助我們找到「最適合自己」的選擇。

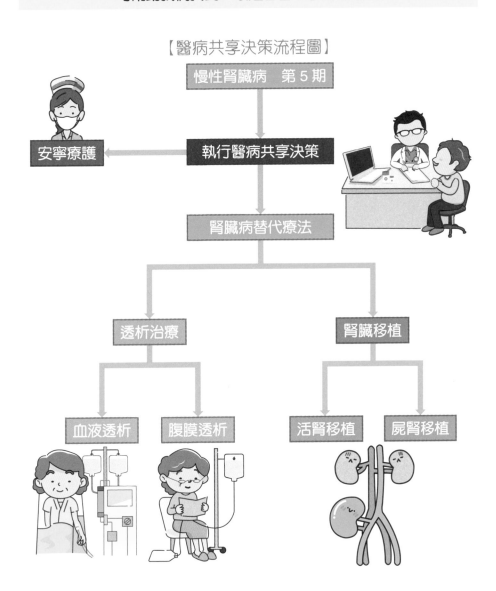

【醫病共享決策流程圖】

第二章》腹膜透析簡單說

　　根據台灣洗腎人口的統計，選擇血液透析的比例是 90％，腹膜透析只有 10％，大家一定會好奇為什麼二者相差如此懸殊？主要是因為台灣透析人口以老年人佔大多數，自行操作腹膜透析有其困難；也有許多腎友對自我透析照護的信心不足，或是主觀性認為由醫護人員來執行透析較為安全，因而選擇血液透析。

　　曾有少部分腎友分享，當初做透析抉擇時，考量到多數的人選擇血液透析，所以多少也由於這個因素而影響到最終的定案，由此顯示出「羊群效應」的迷思。所以到底該選擇什麼樣的透析方式？我們會告訴您，只要確認好自己的價值觀、喜好，且最不影響您的生活，那就是最好的選擇了。

　　事實上，不管是血液透析或腹膜透析，只要腎友在透析的過程，遵照醫護人員指示正確完成透析，兩者的長期存活率其實是相當的。

1 腹膜透析八大優點

　　一般民眾對腹膜透析較陌生，所以我們針對「腹膜透析」的優點來說明。腹膜透析最大的優勢就是在家中即可執行透析，平時的生活型態較不受影響，而血液透析每星期一三五或二四六需往返醫院，每次要在醫院待 4 ～ 5 個小時。回溯過去 2003 年 3 月發生的嚴重急性呼吸道症候群（SARS），及 2019 年爆發的新冠肺炎（COVID-19），

在疫情期間全民必須減少不必要的外出，居家腹膜透析相對降低了腎友需往返醫院及可能染疫的風險。

腹膜透析的 8 大優點

1 不需要
打針

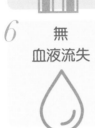

2 不需經常
往返醫院

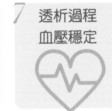

3 飲食
較不受限制

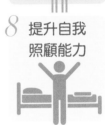

4 較能保留
殘餘腎功能

5 透析時間
彈性

6 無
血液流失

7 透析過程
血壓穩定

8 提升自我
照顧能力

優點 1 ➡ 不需要打針

大部分血液透析腎友每次透析都需打兩支針，而腹膜透析則是利用預先植入腹腔的導管進行透析，可免除打針之苦。

優點 2 ➡ 不需經常往返醫院

血液透析腎友一個禮拜需往返醫院三次；而腹膜透析腎友如果沒有特別因素，每個月只要在約定好的時間返診一次即可，因此有較多的時間可彈性運用。

優點 3 ➡ 飲食較不受限制

血液透析平均兩天至三天透析一次，而腹膜透析每天不間斷的緩慢移除水分、毒素、矯正電解質，相較之下飲食的限制會比較少，例如血液透析腎友飲食中須嚴格控制鉀的攝取，蔬果要選擇鉀

離子含量較少的，青菜需先用熱水汆燙過，身體水分也因為累積兩至三天，因此在飲水方面也得斤斤計較；相較之下，腹膜透析腎友因透析藥水不含鉀離子，所以不需特別限制蔬果攝取量，水分的攝取也可依每天的脫水量與尿量自我拿捏，所以腹膜透析腎友的生活模式與一般正常人較為相近。

優點 4 ➡ 較能保留殘餘腎功能

剛開始要接受透析的腎友幾乎都還有殘餘腎功能，而腹膜透析每日緩慢且溫和的持續透析；相較血液透析一次要將累積了兩至三天的水分毒素快速移除，許多醫學研究證實腹膜透析較有利於保留殘餘腎功能。此殘餘腎功能的保留是很重要的，除了有助於清除體內中大分子的毒素，也與長期存活率相關。

優點 5 ➡ 透析時間彈性

腹膜透析需每日完成醫囑要求的透析次數，但可自己調整當日透析時間，能夠擁有較好的生活品質。而選擇全自動腹膜透析（APD）的腎友，在晚上睡眠中由機器進行透析，白天生活完全不受影響。

優點 6 ➡ 無血液流失

血液透析從透析廔管引流出血液至人工腎臟進行透析，在執行的過程不免有一些血液流失，而腹膜透析靠透析液灌入腹腔，經過腹膜淨化後引流出透析液，不會有血液的流失。

優點 7 ➡ 透析過程血壓穩定

血液透析一星期只洗 3 次，一次需將累積二至三天的水分在 4 小時內快速清除，因而較容易影響血壓的穩定，而腹膜透析每日緩慢而持續的透析方式，較不會對血壓造成影響。

優點 8 ➡ 提升自我照顧能力

腹膜透析的腎友自我管理很重要，所以我們會教導腎友要能夠每天自我監測體重、血壓的變化，來適時調整透析液的濃度或飲食、飲水量，提升腎友們自我評估、照顧的能力，如此一來也能減輕家庭的負擔。

2 哪些人適合腹膜透析

大部分的腎友經過訓練都是可執行腹膜透析的。很多人會詢問以前腹部開過刀，這樣還適合洗腹膜透析嗎？一般來說，腹部曾經開過刀的人確實比一般人容易有腹腔沾黏的問題，但目前外科醫師在手術前都會先詢問病史，如果腹部曾經手術，評估高度可能有腹腔沾黏的病友，通常外科醫師在做植管手術時會選擇使用腹腔鏡的方式，如發現有沾黏時會將沾黏剝離後再植管，術後病友仍可以執行腹膜透析。

○適合腹膜透析	× 不適合腹膜透析
★ 目前正在就學、工作或生活型態較為活躍的腎友。 ★ 害怕血液透析需要打針的腎友。 ★ 心臟功能不佳、低血壓，導致血液透析快速移除毒素及水分易不適的腎友。 ★ 行動不便，不方便常往返醫院，且有家人或看護可協助換液的腎友。 ★ 家住偏遠地區或離透析醫院路途遙遠的人。 ★ 腹腔未手術過或只接受過小手術的人。 ★ 長期服用抗凝血劑，甚至有出血傾向的人。	★「生理部分」 ● 慢性阻塞性肺疾病 ● 人工肛門造口 ● 腹腔曾經大手術 ● 腹腔感染造成嚴重沾黏 ● 腹膜硬化或橫膈膜破損 ● 嚴重疝氣無法經外科手術修補的腎友。 ★「心理部分」：腎友患有嚴重精神疾病或心智不全無法自理及身邊無照顧者。

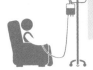

PART3

腹膜透析進行式

只要熟悉腹膜透析流程，透過團隊指導教學，居家操作腹膜透析，一點都不難。選擇合適自己的方式，不管是手洗 (CAPD) 或機器洗 (APD)，同樣可以達到透析效果。透析過程中，避免感染最重要，預防勝於治療。

第一章》 正式「洗肚子」前的準備

1 歡迎加入「有肚量家族」

我們為腹膜透析的腎友想了一個適合與祝福的通稱——「有肚量家族」，因為腎友是透過肚子的腹膜來透析，而以「有肚量」來祝福每一個腎友有修養、有氣度、有胸懷。

腎友在經過醫病共享決策後，選擇了腹膜透析，成為了「有肚量家族」的一員，卻不免擔心自己能不能靠自己的力量完成透析。

不用擔心！全台灣的腹膜透析團隊都已經幫腎友規畫好訓練流程。腹膜透析腎友要學習的技術與知識看似複雜，但只要按照護理人員的指示，且團隊會負責指導腎友到熟練為止，才會讓腎友自行操作。

也建議腎友在正式進入腹膜透析前可預先做功課，在您經手術植入透析導管後我們會先提供 QR Code 教學影片（詳見第 58 頁），讓腎友提前預習。接著護理人員會正式教導操作，預習過後就能更快進入狀況。影片之後也能隨時複習，同時分享給家人了解。

祝福每位有肚量家族的腎友，有容有量，常保健康。

2 腹膜植管手術【傳統植管 vs 腎科植管】

開始腹膜透析前必須先植入透析導管，而手術方式分為「傳統植管」與「腎科植管」。過去大多由外科醫師執行傳統植管手術，近幾年微創手術的盛行，內科也開始執行腎科植管手術。

* 傳統植管：大致分為兩種，「傳統開刀」與「腹腔鏡」手術，傳統開刀需將腹部一層層撥開，傷口較大，多在全身麻醉下完成，少部分使用局部麻醉。腹腔鏡手術傷口小，較適合過去腹部曾經開過刀有腹腔沾黏疑慮者，在全身麻醉下完成。

* 腎科植管：又稱為經皮植管，屬於可於門診執行的「微創手術」。主要是藉由超音波的導引將導管放入腹腔，手術傷口小、復原時間短，只需局部麻醉，甚至當天即可返家，並可在最短的時間內灌入足量的透析液，達到足量透析的目標，適合全身麻醉有風險或平常忙於工作不方便請假多日的人。

傳統植管手術 vs 腎科植管手術

項目	傳統植管	腎科植管
手術類別	住院手術	門診手術
麻醉方式	全身麻醉或局部麻醉	局部麻醉
手術時間	50～60 分鐘	20～30 分鐘
傷口大小	5～7 公分	2 公分
住院天數	3～10 天	0～3 天
復原時間	10～14 天	2～3 天
禁忌症	全身麻醉高風險者	腹腔嚴重沾黏、腫瘤者

3 植管術後的觀察及緊急照顧

　　植管手術後，醫師會安排腹部 X 光檢查，確認導管位置是否正確，並叮嚀腎友多臥床休息。很多腎友會詢問什麼時候才能洗澡？答案是只要您術後將傷口及導管出口處用防水膠膜或人工肛門袋做隔離，都是可以沐浴的。但還是要提醒腎友們要注意的事項：4 個避免及 2 個觀察。

【4 個避免】

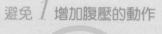

例如用力咳嗽、提重物、用力解便等，都可能引起疝氣。

應適當使用醫用膠布或腰帶固定，預防牽扯導管造成出血。

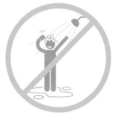

未做傷口防水保護措施下，要避免淋浴或泡澡，以保持傷口乾燥加速癒合。

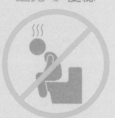

便祕可能擠壓導管，造成導管飄移，必要時可服用軟便劑。

【2 個觀察】

觀察 *1* 傷口

注意傷口是否有出血、分泌物，若有，請告知護理人員協助處理更換敷料。

觀察 *2* 導管出口液體滲漏

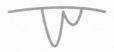

少數腎友在術後 4 週內開始灌液期間，可能會出現導管出口處液體滲漏，會發現敷料濕濕的，可能原因為傷口癒合不良。可減少透析灌液量或暫時改血液透析，待傷口癒合後，再開始恢復正常灌液透析。

4 「洗肚子」新兵訓練

若腎友執行「傳統植管手術」，因手術過程可能有微量出血滯留在腹腔內，在術後隔天護理人員就會進行腹腔灌洗，作法如下：

1 將 200 ml 透析液灌入腹腔後隨即引流出來，不斷重覆此動作直到透析液清澈。

2 術後第 7 天開始 500ml 的小量灌液。

3 並視腎友狀況約在第 10 ～ 14 天 增 加 至 1500 ～ 2000ml 的透析液量，即正式開始進入透析。

若腎友執行「腎科植管手術」，約 2 ～ 3 天即可灌入最大量，在較短時間內即可正式進入透析。在您植管術後復原的期間，醫護團隊也會同時進行透析技術與知識的指導。醫護團隊會邀請腎友的家人或主要照顧者一同學習，歸納出一定要了解學會的「3 大技能、6 大知識」：

3 大技能

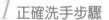 正確洗手步驟

2 導管出口照護

3 換液技術

連續可活動腹膜透析（CAPD）或全自動腹膜透析（APD）。

CAPD

國語　　　　台語　　　　英語　　　　印尼語

APD

6 大知識

★腹膜透析原理（詳見第 38 ～ 40 頁）。

★腹膜透析使用產品介紹，包括透析液、全自動腹膜透析機、透析導管及導管外觀（詳見第 59 頁）。

★每天測量血壓、體重的重要性（詳見第 78 ～ 87 頁）。

★腹膜透析腎友營養需求（詳見第 134 ～ 154 頁）。

☀ 腎友常見用藥知識（詳見第 168 ～ 176 頁）。

☀ 透析異常狀況處理，例如：感染、導管鬆脫、透析液滲漏症狀
（詳見第 92 ～ 104 頁、177 ～ 199 頁）。

【雙連袋透析液用物介紹】

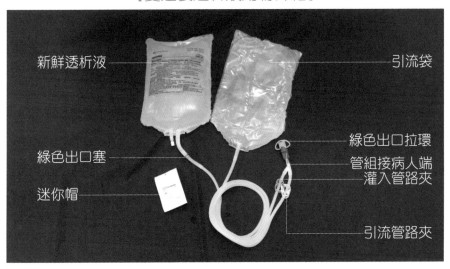

新鮮透析液 ——— | | ——— 引流袋

綠色出口塞 ———
迷你帽 ———

——— 綠色出口拉環
——— 管組接病人端
——— 灌入管路夾

——— 引流管路夾

【腹膜透析導管組】

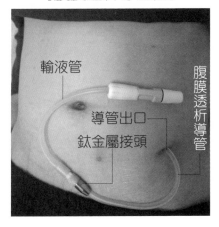

輸液管

導管出口 ———
鈦金屬接頭 ———

腹
膜
透
析
導
管

【全自動腹膜透析機】

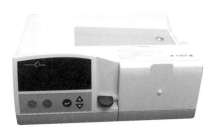

5 「洗肚子」結訓，出院返家

　　植管手術後的住院期間，醫護團隊會依據訓練課程評值表來評估腎友的透析技術與知識，如果腎友希望盡快出院返家或工作，則可在後續回診時，接受訓練或操作指導。技術部分由護理人員實際**檢視腎友洗手步驟、換液技術、導管出口照護的正確性；知識部分利用考題作答方式來評核**，測驗結束後，針對腎友不清楚的觀念再給予加強說明，必要時加強訓練，直到腎友有信心能自行正確操作。

　　「有肚量家族」的每一位腎友，在面臨透析的心境大不同，有的人積極面對即將改變的生活方式，有些人需要多一點時間來調適。儘管透析訓練期間腎友也可能面臨一些小挫折，但是在護理人員耐心的陪伴下不斷學習與修正，相信每位腎友都能逐漸駕輕就熟，擁抱「腎利人生」。

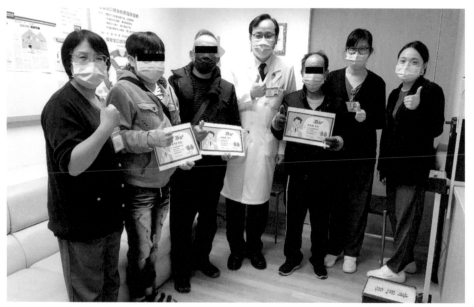

▲ 在透析訓練完成結束時，醫護團隊頒發「腹膜透析訓練結業證書」，鼓勵及肯定腎友與家屬的努力。

第二章》腹膜透析有二種洗法，怎麼選擇較合適呢？

腹膜透析主要的治療模式有兩種，連續性可攜帶式腹膜透析（continuous ambulatory peritoneal dialysis, CAPD）及全自動腹膜透析（automated peritoneal dialysis , APD），皆可以有效清除毒素及水分。

此兩種治療模式的選擇，可以依照腎友的需求與醫護團隊討論，視生活作息需要、時間、環境來決定以何種方式為主。

「洗肚子」的選擇，用手洗，就是連續性腹膜透析（CAPD），要自己或他人操作換液；靠機器洗，就是全自動腹膜透析（APD）。像洗衣服一樣，有的人偏愛用手洗，雖然比較花時間，但覺得這樣可以洗得比較仔細；有人直接丟進洗衣機洗，覺得省時間又不花力氣；不管是洗衣機或以手洗方式，都同樣可以達到清潔的效果。

腹膜透析也是如此，兩種方式都好，看腎友偏好哪一種。洗衣服，有人今天用手洗、明天丟洗衣機洗，洗肚子也可以換來換去嗎？當然，洗肚子的方式也可以輪替使用的。

1 連續性腹膜透析（CAPD）【手洗】

醫師會為每一位腎友個別評估，開立適合的透析治療量。每日執行 3 ～ 5 次換液，每次換液時間約 20 ～ 30 分鐘，24 小時持續進行透析。換液的時間可以依腎友的作息時間彈性調整。

換液過程中是將雙連袋換液管組與身上的輸液管連接後，先將原先留置腹腔內的透析液引流出，再灌入新的一袋透析液，最後分離管組，套上新的迷你帽，透析液將留置於腹腔中進行透析（留置 4 ～ 6 小時）。透析液留置過程中，並不影響活動，仍然可以保有正常的生活，例如：運動、上班上學、上街採買等。

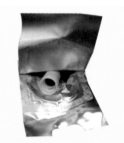

▲ 更換新的迷你帽時，應注意迷你帽內的優碘是否仍保持濕潤狀態，才能維持防護的功效。

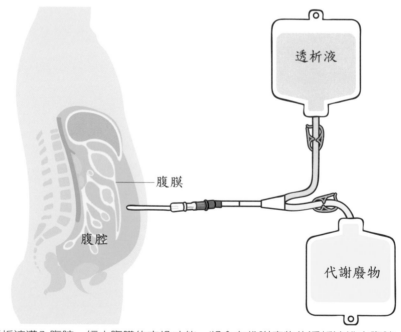

腹膜

腹腔

透析液

代謝廢物

▲ 把透析液灌入腹腔，經由腹膜的交換功能，將含有代謝廢物的透析液排出腹腔。

【連續性腹膜透析（CAPD）換液程序】

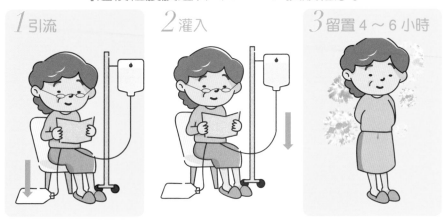

1 引流　　*2* 灌入　　*3* 留置 4 ～ 6 小時

2 全自動腹膜透析（APD）【機器洗／智慧電腦洗】

全自動腹膜透析是藉由一台「桌上型全自動腹膜透析機」來進行換液治療。機器治療量設定可以依照每位腎友的狀況而做調整，採連續性執行 3 次或 3 次以上的循環，利用夜間睡眠時間，進行 8 ～ 10 小時的透析治療。

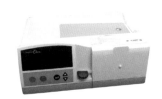

▲ 全自動腹膜透析機。

就如同洗衣機的原理來分析，洗衣機內的清洗衣物就像腹腔內的毒素，經由設定清洗次數後，洗衣機一開始注入乾淨的水（如同灌入透析液），當洗衣機攪拌清洗時（等同透析液留置腹腔內進行治療），之後洗衣機會將髒污的汙水排除（如同排除透析液廢水），如此循環的進行 3 ～ 5 次，以達清潔效果。它的好處是方便、容易操作，貼近更好的生活品質，不會干擾常態的工作及上學活動。

　　此治療是於睡前將身上的輸液管連接腹膜透析機上的管路，啟動機器開始治療後，入睡前亦可以進行靜態休閒活動，如看電視、閱讀書報等，當下機器則按照設定的治療量，自動開始進行透析治療，歷經 8 ～ 10 小時治療完成後，於隔日一早睡醒時，便可將身上的輸液管與機器管組做分離，完成一天的透析治療。若需要增加毒素清除率，可在白天再加換液 1 袋即可。

　　機器字幕的選擇除中文外，也有提供多國語言設定，方便學習操作。依照說明書操作步驟指示，治療完成後機器即會顯示脫水量，並於每日透析日誌中確實清楚記錄。

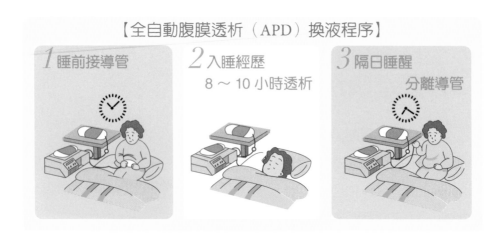

【全自動腹膜透析（APD）換液程序】

1 睡前接導管　　*2* 入睡經歷 8 ～ 10 小時透析　　*3* 隔日睡醒 分離導管

　　目前全自動腹膜透析機採雲端醫療管理作業，透析機藉由無線傳輸訊息自動上傳居家治療數據至雲端管理平台，供醫療團隊即時掌握腎友的居家治療情況。如需調整透析處方，護理師可透過雲端管理平台設定修改，腎友於透析機上接收新處方即可。現行的全自動腹膜透析機是由健保承租，可免去腎友的醫療負擔。

3 二選一或搭配使用

腹膜透析相較於血液透析來說，可以依照自己的生活作息來做調整，有助於維持原有的生活品質。若是想採行機器洗治療，也必須學會操作手洗換液技術，主要是考量萬一機器故障、停電或外出旅遊，不想攜帶機器時，可以改採手洗治療。

腎友依據個人作息、生活習慣、工作或就學狀況、主要照顧者的方便性、換液環境的便利性等因素綜合考量，與專業醫護團隊共同諮詢討論，選擇出適合自己的透析治療模式。全自動腹膜透析的優點是可在夜間進行換液，讓白天作息的干擾相對減少，如：上班族、學生或長期臥床的腎友就可以考慮。而不習慣夜間自身透析管路與機器連接，擔心活動被受限制的腎友，則可選擇固定一天 4 次（或 3 ～ 5 次）手洗換液。

當然也有部分腎友因工作需要，二種方式交替使用；如腎友小青平日因工作白天不便換液，夜間採行「全自動腹膜透析」，而週末必須至外地進修就改採手洗換液。總而言之，治療的方式可以依照腎友的需求做搭配，調整出自己適合的透析模式。

第三章》「洗肚子」需預防感染

1 專屬換液環境

在家中準備適合的換液環境是很重要的，可以大幅減少感染的機會，那要如何準備呢？很簡單，換液需要的是一個獨立密閉的空間，光線明亮、灰塵少，例如：家中的書房或臥室，有人是在個人的辦公空間，當出門在外無適當換液空間時，在車上也能換液。

我們不需要為了換液環境而花大錢裝潢或大肆採購物品，但不建議在家中的客廳、廚房或廁所等處換液，因為客廳和廚房不是個人空間，有他人共用的話，就有可能產生感染的機會。廁所不宜，則因為環境通常過於潮濕。

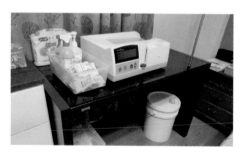 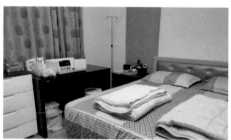

換液環境的 6 個安心關鍵

★ 環境整潔明亮，平時要保持通風、乾燥。

★ 有專屬的換液工作檯面，勿堆積雜物，可以就地取材，像是書桌、電腦桌、化妝台等的乾淨檯面。

☆ 換液地點避免在空調的出風口或窗邊，減少因落塵而增加感染風險。

☆ 不建議飼養寵物，若家中已有寵物應禁止進入換液環境。

☆ 有順暢的洗手動線，若室內有衛浴設備尤佳；若沒有，建議第一次先於室外以濕洗手為主，入內再以酒精或乾洗手液輔助。

☆ 吊掛透析液的掛勾不一定要花錢買點滴架，也可以選擇 S 型掛勾，可視家中環境掛於衣架、門板、櫥櫃上等，或是購買無痕掛勾，黏貼於適合的牆面上，但須可承受 3 公斤的重量，這樣成本可以省很多喔！

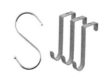

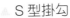

S 型掛勾　　黏貼型掛勾

　　換液環境需要定期的維持整潔，像是空調的出風口、牆角及天花板，避免灰塵或蜘蛛網堆積，還有床單、被套、窗簾應定期清洗，避免孳生塵蟎。總之，要擁有一個專屬的換液環境並不難。

2 預防感染：洗手

　　洗手是我們最簡單、最有效降低感染的方法之一，既經濟又實惠。洗手！洗手！洗手！很重要，所以要說三次。

　　常常我們發現腎友忽略透析治療前洗手的重要性，有人覺得自己的手是乾淨的；有的人馬馬虎虎，只用水沖一下就覺得洗好了；有的人沒有使用洗手乳或肥皂；有的手指甲過長或指甲內有污垢，甚至到了冬天，因為怕冷不太想碰水洗手，這些生活習慣都會增加換液時感染的風險。

　　操作腹膜透析時，事前須充分落實洗手清潔。完成洗手動作後就應避免隨意的搓鼻、揉眼、不經意撥頭髮、推眼鏡或臨時接電話等，否則就須重新再次完成洗手的動作，才能降低腹膜炎的風險。

　　正確的洗手有 5 動作，包括：濕、搓、沖、捧、擦。洗手前若穿長袖衣服，要將衣袖挽到手肘以上，先將手錶及飾品取下。洗手要在流動的水下進行，需使用清潔劑如肥皂、洗手乳等，同時注意手的每一部位，包含指縫間、大拇指周圍、手腕、虎口都要搓洗乾淨，最後建議以擦手紙或紙巾擦乾雙手，較不容易有棉絮飄落的產生。

　　而洗手動作中「搓」的部分，有 7 個步驟，口訣為：內（手掌）、外（手背）、夾（指縫間）、弓（指背）、大（大拇指）、立（指尖）、腕（手腕）。

　　正確的洗手可以大幅降低感染的機會，洗手要記得充分的搓洗至少 20 秒，洗手的時間，濕洗手應為 40 ～ 60 秒，乾洗手則為 20 ～ 30 秒。若手上有汙垢時，應該以濕洗手為主，並立即擦乾雙手，否則潮濕的雙手反而容易滋生細菌，就適得其反了。

　　提醒腎友在準備腹膜透析的用品前、透析液連接身上輸液管前、分離身上管組前，都要進行洗手動作；有時雖然已經洗過手，再次碰到其他物品後仍要重洗一次或乾洗手。洗手不是口號，而是要確實執行，就讓洗手成為我們的屏障，使細菌病毒免於入侵我們體內，預防勝於治療喔！

掃我看影片

正確
洗手 7 步驟

【正確的洗手7步驟】

*1*內（手掌）

將雙手手心互相搓洗。

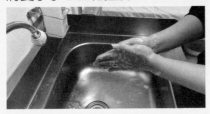

*2*外（手背）

仔細搓洗手背。

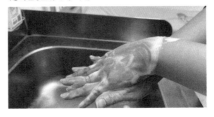

*3*夾（指縫間）

十指交錯仔細搓洗指縫。

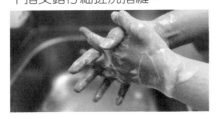

*4*弓（指背）

手指微微弓起，搓洗手指背。

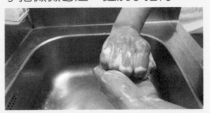

*5*大（大拇指）

搓洗大拇指與虎口處。

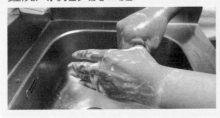

*6*立（指尖）

清洗指尖，可與手心互相搓揉。

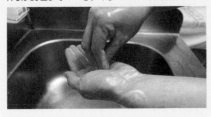

*7*腕（手腕）

連手腕一併搓洗。

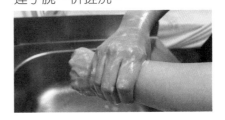

PART4

「有肚量家族」
的健康管理

正確喝水，良好的體重控制及透析液濃度的選擇適當，是我們追求的目標；如何讓血壓、血糖及血脂三高控制得宜，是預防心血管疾病的不二法門。了解腹膜透析的大小事，得心應手面對每一天的透析生活。

第一章》 怎麼喝水才適當

1 如何做好水分管理與評估

「多喝水」有「害」健康？「阿伯，您水不能多喝啦！」當腎臟科醫師在門診或在住院中為腎友進行衛教時，只要說出上述的話，常常會被腎友和家屬投以狐疑的眼光，頓時覺得四周空氣突然變安靜，頭上烏鴉慢慢地飛過，接著就會被問：「醫生，大家都說『沒事多喝水』、『多喝水有益健康』、『藥吃這麼多，要多喝水幫忙排掉』、『腳已經水腫了，應該是腎臟不好，要多喝水才能把毒排掉』，您怎麼還叫我們水不能喝太多!?」

上述的對話是常在診間聽到腎友的提問，也似乎有些道理，但事實上真的是這樣嗎？分享一則真實案例讓大家了解「喝水的藝術」。

巫大叔，65 歲，本身有高血壓、糖尿病，曾是遠洋漁業船長，靠海捕魚，意氣風發，因出現食慾差、噁心嘔吐、疲倦、頭暈不適，就醫後發現尿毒指數高，建議開始進行透析治療。巫大叔從一開始的抗拒，北中南四處尋醫，最終結果仍是須面對洗腎一途。最後他決定選擇腹膜透析治療，已穩定透析兩個月，目前採連續性腹膜透析（CAPD）1.5% 2 公升 ×2 包、2.5% 2 公升 ×1 包、7.5% 2 公升 ×1 包使用。

在一次回診時，發現巫大叔的體重比平常增加了 4 公斤，出現臉部浮腫、下肢嚴重水腫 3 ～ 4 價（凹陷性水腫的程度詳見第 84 頁）。

護理師 「巫大叔，你是不是湯湯水水喝太多啦！」

巫大叔 「現在『洗肚子』以後，胃口變好耶！就吃多喝多啊！」

護理師 「胃口變好很好喔！但是含水分的食物要控制。」

巫大叔 「是喔！自從洗腎之後，我覺得每天尿量有減少，我想說水喝多，才可以讓尿尿變多，這幾天我的排尿狀況，真的也有變多喔！」

護理師 「雖然這時尿尿有變多，但是多餘的水分會堆積在我們體內。你看，你的血壓都比平常高，現在血壓都高到 170 ～ 180 了。如果再不控制，哪天你會喘得不舒服喔！」

巫大叔 「真的耶！我爬個樓梯到樓上就喘吁吁，也沒辦法走遠，而且奇怪我沒辦法躺平睡覺。」

護理師 「那就是水分堆積在體內過多的症狀！」「你的理想體重是 63.5 公斤，現在已上升到 67.2 公斤了。除了水分限制外，我們先改用 2.5% 和 7.5% 的透析液脫水。」

　　五天後，經護理師透過電訪的結果，得知巫大叔的體重已控制下降 3 公斤，呼吸喘、不適的症狀已明顯改善。

※ 註：當時體重變化（上升 4 公斤）

日期	01/23	01/24	01/25	01/26	01/27	01/28	01/29	01/30
體重	63.2	63.8	63.9	64.5	64.9	65.2	66	66.3

日期	01/31	02/01	02/02	02/03	02/04	02/5	02/06	02/07
體重	66.5	67.1	67.2	66.5	66	65.4	65	64.2

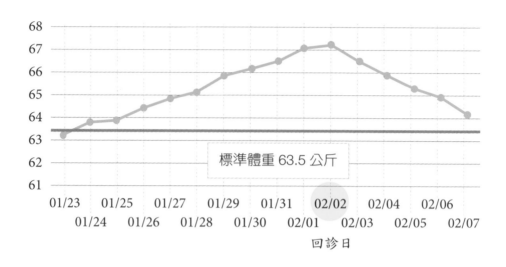

標準體重 63.5 公斤

回診日

胸部 X 光

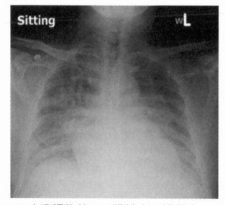

▲ 水分調整前,心臟擴大,肺積水。

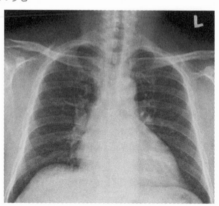

▲ 水分調整後,雙側肺部積水消失。

事隔 3 個月再次回診,發現巫大叔由太太推輪椅入診間,整個人的精神顯現十分疲倦,四肢皮膚乾皺。測量血壓 85/46mmHg、心跳 112 次/分,因身體無力而多日未量體重,體重下降了 3.5 公斤。

護理師 「巫大叔,你體重掉了 3.5 公斤耶!有哪裡不舒服嗎?」

巫大叔 「我頭暈、吃不下。我這幾天都一直拉肚子,腳有時候還來個抽筋,超不舒服的。」

74

| 護理師 | 「巫大叔，你聲音都沙啞了。最近藥水每天都怎麼洗？」 |

| 巫大叔 | 「啊！就一樣 2.5％ 3 包、7.5％ 1 包洗啊！」 |

| 護理師 | 「巫大叔，你現在是脫水過多的症狀。要每天確實測量體重、血壓變化，若是有出現心跳變快、聲音沙啞、血壓下降、抽筋、頭暈等，都是有可能為脫水過多的症狀，這時就要調低透析液濃度使用喔！你可以先試著 1.5％ ×3 包、2.5％ ×1 包使用，依每天體重、血壓變化作調整。」 |

四天後，經護理師用電訪的結果，巫大叔的體重已上升 2.5 公斤，頭暈、無力、抽筋的症狀已明顯改善。

※ 註：當時體重變化如下（下降 3.5 公斤）

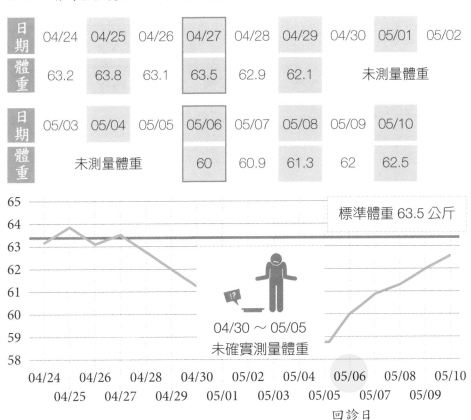

日期	04/24	04/25	04/26	04/27	04/28	04/29	04/30	05/01	05/02
體重	63.2	63.8	63.1	63.5	62.9	62.1		未測量體重	

日期	05/03	05/04	05/05	05/06	05/07	05/08	05/09	05/10
體重		未測量體重		60	60.9	61.3	62	62.5

標準體重 63.5 公斤

04/30 ～ 05/05
未確實測量體重

回診日

經過巫大叔的案例分享、您是否也發現，我們身體水分的狀況要保持剛剛好，就像做料理一樣，「不能太甜、也不能太鹹」。請記得「**多喝水**」是不太恰當的說法；「**精準的喝水**」來維持水平衡，才是我們追求的目標。

「**水**」對人體這麼重要，那麼我們到底要喝多少水呢？腎功能不佳或是具多重慢性病的病友可以跟一般人一樣喝水嗎？在回答上述問題時，我們先溫習身體在水過多和水不足狀況下的表現。

水過多

想像颱風過境下大雨時，河道水位上升，水庫的水滿到需洩洪，到處都出現積水的情形。在人身上就會出現下肢、眼皮水腫、血壓上升，再嚴重一些就會出現心臟擴大，肺積水，血中氧氣濃度不足和喘的情形，像上述巫大叔案例中稍微活動就喘和無法躺平睡覺，很可能就是已出現肺積水。

水不足

換個場景，久旱不雨，河道水位低到乾涸，水庫見底，日月潭九蛙再現，大地乾裂；在人身上，就會出現皮膚乾燥和失去光澤。此外，當我們用手捏起手掌背面及足部的皮膚，會發現皮膚回彈能力變差，皺紋不易消失；平常身體最容易出汗而潮濕的部位，如：腋下也會變得乾燥。

這時心臟為了因應體內水分的不足，而增加跳動的次數，以維持一定的心輸出量，於是病友會覺得「心跳加速」；此時我們坐著和躺著的血壓或許可維持正常，但是當姿勢改變時，例如：蹲著再站起來時，就容易產生姿態性低血壓，而有頭暈的情形。一旦脫水的情形太嚴重，以至於這個回饋機制也無法彌補時，我們將可能會出現休克（低血壓）的情形。此外，前面案例的巫大叔出現聲音沙啞、抽筋、無力、頭暈，也都是水不足常見的症狀。

對於腎友來說，喝水就像是一門藝術；因為身體的狀況，常會讓人霧裡看花，造成誤判。健康人調節水分機制或表現，用在腎友有時就不是那麼一回事，請看以下說明：

口渴：可能是種「假議題」

當我們覺得口渴的時候，身體可能已經缺乏 1% 以上的水分，這種感覺的確在正常人非常的重要，它會驅使我們要去找水喝，以避免進一步的脫水。但是對於腎友來說，口渴可能是種「假議題」，例如：吃了**高鹽的飲食**而誘發口渴；或者是血糖太高，出現了糖尿病引起的消渴現象；再者吃了**特定的藥物**而引起口渴。因此，當你遇到怎麼喝都無法解渴的情況時，應該尋求醫療專業人士的意見。

尿量和尿液的顏色：參考價值下降

在健康人身上，當身體的水分充足時，除非吃到一些會造成尿液染色的食物，如：紅色的火龍果或藥物（如：維生素 B 群、特定的抗生素等），小便正常的顏色應當是**淡淡的黃色**（淡淡的琥珀色）。水分過多時，尿的顏色會變成「清清如水」；反之，身體水分不足時，尿量會變少、尿液顏色也會因身體的濃縮反應而變成濃茶的顏色，尿騷味也會變得更明顯。

但對於腎功能衰竭的腎友，常常伴隨尿量減少，腎臟濃縮和稀釋的機制也會變差，這時小便顏色和尿量的參考價值就不高，多喝水固然可能讓尿量增加，但很容易出現「**出不敷入**」的情形而造成積水。

心跳和血壓：需看一系列變化

前面有提過，人體若是處於「**脫水**」的狀態，常會伴隨**心悸、心跳加快、低血壓**的情形。若是「**水分過多**」則會出現**心臟擴大、高血壓和肺積水**的情形。但是腎功能衰竭的腎友，常常本身就伴隨高血壓和心臟病；部分降血壓藥亦有抑制心跳的效果，而使脫水時心跳並不一定快得起來。

此外，不少腎友也早有心臟擴大的情形。因此，若是以心跳、血壓或心臟大小來當指標，常常要跟先前的狀況來做比較，所以腎功能衰竭的腎友，我們都會建議規則記錄心跳和血壓，到了透析的階段，也要定期拍攝「胸部 X 光」來評估心臟的大小。

水腫：留意一些特殊狀況

我們可以用手指按壓雙腳腳踝，檢視自己有沒有水腫，出現**雙下肢水腫**可能就是**水太多**（詳見第 84 頁凹陷性水腫的分級）。但是若是只有單側水腫（非對稱性水腫），要注意是否是血管阻塞。此外，部分藥物和內分泌失衡也可能造成水腫的情形，所以近期有藥物的調整或是伴隨其他新的症狀，也應和您的醫療團隊討論。

體重：相對簡單又具參考價值，「推」！

一般透過飲食或是運動想讓自己變胖或變瘦，每天體重的變化很難超過 0.3 公斤；因此當你的體重在一天的時間內，變動大於 0.5 公斤以上，通常代表的是身體含水量的改變，而不是長肉或是瘦身成功。

再回到上述案例來看，短時間的體重變化，是不是就代表水分的變化，屢試不爽，準！

腹膜透析腎友「精準」喝水 3 關鍵

「水能載舟、亦能覆舟」，這句話用來描述「精準的喝水」是再貼切不過了。希望藉由下面的說明，讓您能更了解水分控制的準則及訣竅。

關鍵 1 腎友可以用自己「每日排尿量」加 500c.c.，就是每天可以喝的水量。例如 A 腎友每日尿量有 500c.c.，則 500c.c. + 500c.c. = 1000c.c.，即為最初每日建議的喝水量。

關鍵 2 喝水量可**依每日體重變化微調**：由於每個人飲食習慣、生活環境不一樣，且在不同季節也會造成皮膚無形的水分蒸發出現差異。因此若依**關鍵 1** 喝水出現體重下降或出現脫水症狀，可酌量增加喝水量。反之若是仍出現體重上升和出現水分過多表現，應該要檢視飲食習慣，常常水分就藏在細節中，例如：水果、稀飯、菜湯、泡茶、冰、飲料等。

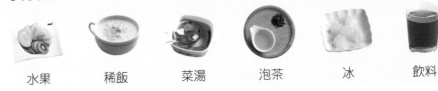

| 水果 | 稀飯 | 菜湯 | 泡茶 | 冰 | 飲料 |

關鍵 3 腹膜透析腎友千萬不要忘記，**調整藥水濃度**也可調整身體的水分。水太多時可用高濃度藥水脫水；水太少時，調降藥水濃度可避免水分脫過頭。若是一時緊張忘記原則也不要驚慌，相信您的腹膜透析醫療團隊都有給您一支 24 小時聯絡電話，打電話詢問也能獲得適當的建議。

2 透析液有「濃度」的差異，高或低搭配有規則

腹膜透析液藥水簡介

傳統的腹膜透析液是以葡萄糖為主要的滲透性製劑，依濃度的不同，相對脫水的程度也會有所不同，雖然安全、有效，但容易血糖、血脂升高，造成身體代謝上的負擔；且若長期暴露在高濃度的葡萄糖透析液中會加速腹膜功能的退化。

因此，近期再發展出不含葡萄糖的腹膜透析液，能讓腎友在不增加代謝的負擔下，又能有效的排除水分及維持腹膜的功能。

脫水的影響因素眾多，除了透析液濃度外還是會因個人體質狀況而有所不同，包含下列 7 項要素：

腹膜透析中影響脫水的 7 大要素

★ **血液與透析液間的滲透壓差**：透析液中的葡萄糖濃度越高，滲透壓差也會越高，清除水分的效果會更好。

★ **腹膜的水合作用**：體內水分多，相對脫水也多；而體內並無多餘的水分，就算利用高濃度脫水，也沒有水可脫出。

★ **腹膜厚度**：腹膜可能因為反覆感染發炎而纖維化，因腹腔手術後而發生廣泛性沾黏。這些都會影響腹膜的脫水效果。

★ **腹膜的面積大小**：腹膜表面積越大，清除水分的效果會更好。

★ **腹膜的通透性**：可由腹膜平衡功能試驗得知，高通透性的腹膜，清除水分的效果較差；低通透性的腹膜，水分清除的持續效果較

佳（詳見第 132 ～ 133 頁說明）。

⭐ **腹膜腔的灌注總量**：腹膜腔內灌注的透析液量越多，相對清除水分的效果會更好。

⭐ **淋巴回收力**：淋巴回收功能強會導致透析液經由淋巴被身體吸收，通常脫水效果差。

腹膜透析液的種類

不含葡萄糖高生物相容性腹膜透析液

高生物相容性腹膜透析液（不含葡萄糖）		
種類	1.1% Nutrineal 胺基酸透析液	7.5% Extraneal（Icodextrin） 愛多尼爾透析液
滲透壓	366 mOsmol/L	284 mOsmol/L
特性	★ 可提供 9 種必需胺基酸及 6 種非必需胺基酸，在留置 4 ～ 6 小時中，透析液約有 80％胺基酸可被吸收利用，可做為營養不良腎友的營養補充。 ★ 貼近 1.5%葡萄糖透析液脫水及清除毒素效果。	★ 成分屬澱粉類多醣聚合物，不含葡萄糖，長期使用對身體新陳代謝的影響較小。腎友能有較好的血糖和血脂控制，且有助於維護腹膜正常功能。 ★ 維持長留置期，脫水能力與 4.25%葡萄糖透析液相當，且脫水效果長達 8 ～ 16 小時。 ★ 若發生腹膜炎時，仍可維持正常脫水能力。 ★ 使用上要符合健保的給付規定。
健保適應症	★ 在有達到足量透析的前提下（Kt/V ≥ 1.7），仍出現營養不良的腹膜透析腎友。 ★ 已接受腹膜透析治療三個月。 ※ 每天限用一袋。	★ 腹膜功能特性檢查為高通透或高平均通透的腎友，在經醫師評估後選用。 ★ 使用葡萄糖透析液脫水效果不佳的腎友。 ★ HbA1c（糖化血色素）大於 7.0%。 ★ 腹膜炎腎友。 ※ 每天限用一袋。

傳統含葡萄糖腹膜透析液

傳統腹膜透析液（含葡萄糖）		
種類濃度	滲透壓	平均超過濾率（脫水） 2 公升 / 4 小時留置
1.5% Dianeal	346 mOsmol/L	100 ～ 200 ml
2.5% Dianeal	396 mOsmol/L	200 ～ 300 ml
4.25% Dianeal	485 mOsmol/L	400 ～ 600 ml

如何選擇透析液的濃度？

您可以想像廚師在醃漬蔬菜時，會加入鹽巴讓蔬菜出水，而鹽放越多則出水量越多。如同在進行腹膜透析換液時一樣，使用葡萄糖濃度越高的透析液，脫水效果越強。反之，若脫水過多，就可以改選用低濃度的透析液。

一般進行腹膜透析治療時，如果使用低濃度的葡萄糖透析液，就能夠達到每日脫水的平衡時，建議使用低濃度透析液就好；如果水分移除不能維持平衡，就需要選用高濃度的透析液。傳統的葡萄糖透析液有 1.5％、2.5％、4.25％三種，可以互相搭配使用，在脫水效果不佳的情形，醫師會進行評估是否需選用 7.5% 愛多尼爾透析液。而營養不足的狀態下，可以考慮加用一袋 1.1% Nutrineal 補充胺基酸。

3 你對水分控制的認知有多少呢？

水分控制的小撇步

☆ 控制水分：將一天可喝水量裝好再平均分配飲用，或集中於服藥時間，減少喝水次數。

☆ 口含溫水漱口：當口渴時含溫水，也可以嚼無糖口香糖或用溫水漱口，以減少口渴的感覺。

☆ 運動促排汗：建議每天有輕度活動或保持活動狀態，可促進排汗來排除水分。

☆ 擦護唇膏：嘴唇乾裂時，可擦護唇膏保持濕潤。

☆ 避免吃含水多食物：可以用乾飯、麵包、饅頭代替含水分較多的食物。若咀嚼力較差，可將稀飯煮較軟稠或選擇較軟的食物來烹調。避免食用含水分過高的食物，例如：湯麵、西瓜、鳳梨等。

☆ 避免食用醃製、加工食品：儘量少吃醃製、加工製品、味精、沙茶醬及豆瓣醬等等，以減少鹽分攝取，避免口渴情況發生。

☆ 良好的血糖控制：糖尿病腎友須控制好血糖，因血糖過高容易感覺口渴而想喝水；且高血糖會造成水分不易脫出。

體內液體堆積太多

水分堆積在體內過多時，會產生高血壓、水腫，甚至呼吸困難等症狀。

 1 眼眶周圍浮腫　 2 手指緊繃　3 下肢凹陷水腫　4 平躺時咳嗽　 5 呼吸困難

　　凹陷性水腫的分級共有分 1 ～ 4 價，可藉由按壓小腿內側皮膚來評估。從下表可得知如何評估水腫程度：

水腫程度	等級	壓陷深度	說明
輕度水腫	1+	2mm	用拇指按壓顯示很淺的凹陷，很快即可恢復原狀。
中度水腫	2+	4mm	用拇指按壓顯示較深的凹陷，約 10 ～ 15 秒才可恢復。
重度水腫	3+	6mm	持續較久時間才恢復。
嚴重水腫	4+	8mm	全身均出現很嚴重凹陷之水腫。

當身體液體堆積怎麼辦？

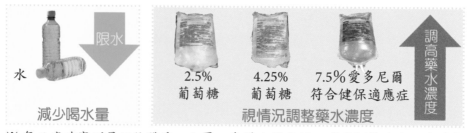

水　　限水

減少喝水量

2.5%
葡萄糖

4.25%
葡萄糖

7.5% 愛多尼爾
符合健保適應症

調高藥水濃度

視情況調整藥水濃度

※ 每日應確實測量評估體重、血壓、身體水腫狀況，適當調整水分，定時與護理人員聯絡、討論。

體內脫水過多時

　　水分移除體內過多時，會發生姿勢性低血壓和心跳過快、抽筋的現象。

1 血壓降低　　2 頭暈　　3 疲倦　　4 心跳加快　　5 體重下降

當身體脫水過多時怎麼辦？

若發生頭暈、耳鳴、抽筋、噁心、嘔吐、全身無力、體重下降、血壓降低時，可能是脫水過多的症狀。

1 先使用
低濃度（1.5%）透析液

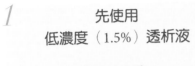

2 因個人使用狀況不同，減少或停用高濃度（2.5%、4.25%、7.5%）透析液袋數

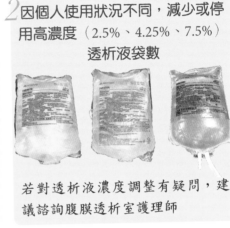

若對透析液濃度調整有疑問，建議諮詢腹膜透析室護理師

3 須暫緩服用降血壓藥

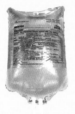

直至血壓恢復正常

4 可攝取鹽水或鹹梅

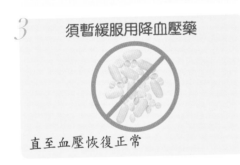

採平躺，腳抬高姿勢

居家自我管理的原則

每天固定時間量體重，評估體重變化，體重增減變化一天不超過正負 0.5kg。

評估身上有無水腫情形。

每天要確實量血壓並記錄，以作為觀察脫水的評估。

必要時控制水分攝取。

85

第二章》積極控制血壓、血糖及血脂

1 血壓控制

　　高血壓是全球最常見的慢性病之一，而腹膜透析腎友患有高血壓的比例較一般人要高，而其所造成的併發症，例如：腦血管病變、心血管疾病，常會嚴重影響生活品質，甚至會致命。因此，對於腎友而言，高血壓的治療與防治是非常重要的。

　　國際高血壓協會（International Society of Hypertension, ISH）對一般成年人的最新診斷定義為於診間高血壓的平均值≧ 140/90 毫米汞柱（mmHg），或是家裡監測高血壓的平均值≧ 135/85 毫米汞柱，或是 24 小時動態監測的平均值≧ 130/80 毫米汞柱。對於透析腎友，尤其是腹膜透析腎友，高血壓的定義並無特別研究，基本就依照一般人的相同。國際腹膜透析學會（International Society for Peritoneal Dialysis, ISPD）指南建議腎友至少每週做一次家庭血壓記錄及每次複診時定期進行測量與監測血壓，建議控制在小於 140/90 毫米汞柱。

　　腹膜透析腎友高血壓的首要治療方法為水分的調控，需致力於對鹽分及水分的充分控制。當膳食鈉攝入量降低、口渴狀況有改善時，水分攝取也同時會減少。食物的選擇也對體液調節有所幫助，建議腎友增加優質蛋白質的攝取，減少糖分及精緻澱粉的食用，再配合適當的運動，有助於肌肉的生長，強化代謝，減少肌少症的發

生，進而提升生活品質。此外，運動也可以減少血管硬化，改善血液循環，有助於血壓的控制。

如果尚有排尿功能的腎友，**在存有殘餘腎功能**的情況下，適當使用利尿劑也可協助水分調節，進而控制血壓。再者，醫師會調整腹膜透析的處方策略，包括：藥水交換的次數、滯留的時間及濃度、種類的選擇，例如：愛多尼爾腹膜透析液，以優化體液的控制。

如果還是無法控制高血壓，應開始使用「抗高血壓藥物治療」。醫師會考慮每位腎友的合併症及整體風險評估，依個人化選擇最合適的降血壓方案。大致上，血管收縮素轉化酶抑制劑（Angiotensin-converting enzyme inhibitors, ACEIs）、血管收縮素受體阻斷劑（Angiotensin receptor blockers ARBs）、鈣離子通道阻斷劑（Calcium channel blockers, CCBs）或是 β 受體阻斷劑（Beta blockers）皆為首選藥物。

腹膜透析腎友血壓控制與監測的簡易流程

高血壓的照護

飲食調整
- 水分控制
- 降低膳食鹽分
- 增加優質蛋白質
- 減少糖分，精緻澱粉

適當的運動
- 有助於肌肉的生長
- 強化代謝
- 減少血管硬化
- 改善血液循環

調整透析處方

利尿劑使用

血壓藥使用
- 血管收縮素轉化抑制劑／血管收縮素受體阻斷劑
- 鈣離子通道阻斷劑
- β 受體阻斷劑

2 血糖監控

英國糖尿病研究報告顯示糖化血色素（HbA1c）可評估糖尿病腎友三個月內血糖控制的整體狀況，是血糖監控重要的參考指標。每上升 1％，死亡率及糖尿病相關併發症也隨之上升，例如：心肌梗塞就增加 14％。

目前並沒有專門針對糖尿病腹膜透析腎友的血糖控制研究，而美國糖尿病協會的建議目標為：

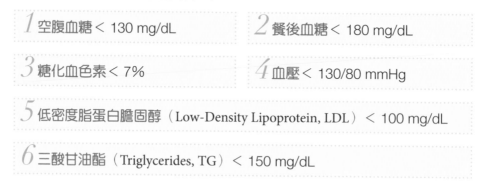

1 空腹血糖 < 130 mg/dL

2 餐後血糖 < 180 mg/dL

3 糖化血色素 < 7%

4 血壓 < 130/80 mmHg

5 低密度脂蛋白膽固醇（Low-Density Lipoprotein, LDL）< 100 mg/dL

6 三酸甘油酯（Triglycerides, TG）< 150 mg/dL

糖尿病腹膜透析腎友的血糖控制（糖化血色素 < 7％）可能需依照個人狀況而定，飲食控制、體重調整及適當運動仍然是血糖管理最重要也是最根本的方法。

飲食方面減少含糖飲食、精緻澱粉及加工食品的攝取，建議每日的蛋白質攝取量增加到每日每公斤體重 1.2 至 1.5 克。再加上適當的運動，進而達到體重管理。進一步的治療方案包括根據腎友的個人狀況，逐步調整口服降血糖藥或胰島素。

2020 年全球改善腎臟病預後組織（KDIGO）還建議適當結合使用低濃度的葡萄糖及非葡萄糖透析溶液，例如：愛多尼爾腹膜透析液（Extraneal）作為糖尿病腹膜透析腎友每日一次、最長滯留時間的透析液選擇，以利更佳血糖控制。這是因為葡萄糖的腹膜透析液會造成葡萄糖的吸收，因而產生代謝的異常，可能產生高血糖、高胰島素血症及血脂異常。

慢性腎臟病糖尿病臨床照護指引也建議腎友們至少每 3 個月測量一次，以評估血糖控制情況。儘管糖化血色素被質疑在腎友中會受到各種臨床因素的干擾，但是糖化血色素仍然是透析糖尿病腎友重要的血糖監測指標。

目前指引建議糖尿病腹膜透析腎友糖化血色素的目標值約為 7％，但是年長或是有低血糖風險的腎友，其目標值可以放寬到 8.5％。雖然糖尿病的腹膜透析腎友因透析液含葡萄糖較少有低血糖症狀，但如果有以下症狀，包括：冒冷汗、頭暈、顫抖、意識混亂或嗜睡，要特別小心可能為低血糖。

再者，糖尿病的腹膜透析腎友容易合併蛋白質流失及維生素不平衡，進而衍生出透析成效不足及營養不良的問題。所以如果可以加強血糖及水分的控制及改善營養狀況，可以讓腎友有更好的生活品質及降低心血管疾病併發症的風險。

3 血脂控制大不同

腹膜透析腎友罹患心血管疾病的風險很高，這也是腎友常見的併發症，而血脂異常是主要的危險因素之一。腹膜透析可能造成血脂惡化，也因此容易導致動脈硬化。之前的研究顯示，在非透析的高血脂腎友，降血脂治療可降低心血管相關的死亡率。然而，在透析腎友中，高血脂與心血管相關死亡率之間的關聯性尚不明確。相反的，低血脂反而是營養不良及慢性發炎的危險因子。因此，在腹膜透析腎友中，血脂是否要控制及如何控制，是個困難的議題。

高血脂症在臨床上定義為：當血中的三酸甘油脂或總膽固醇其中之一或兩者皆超過正常值時，即稱為高血脂症。根據歐洲心臟學會治療指引建議，不同族群的病友，膽固醇的治療目標也不同。

1 極高風險族群並已接受 HMG-CoA 還原酶抑制劑（statin）藥物治療，卻在 2 年內仍發生第 2 次心血管事件者：將低密度膽固醇（LDL-C）目標控制在小於 40 mg/dL。

2 極高風險族群（曾發生急性冠心症、腦血管疾病、心肌梗塞、中風、糖尿病伴有視網膜病變或腎病變）：建議低密度膽固醇（LDL-C）目標降至 55 mg/dL。

3 高風險腎友：包括總膽固醇 > 310 mg/dL、低密度膽固醇 > 190 mg/dL、血壓 ≧ 180/110 mmHg、單純家族性高膽固醇血症或有糖尿病病史病人，建議低密度膽固醇控制在小於 70 mg/dL。

4 無其他危險因素的年輕糖尿病腎友，建議低密度膽固醇（LDL-C）目標控制在 100 mg/dL 內。

衛生福利部建議所有族群的三酸甘油脂最好控制在 150mg/dL 以下。在腹膜透析腎友中，因為傳統降血脂藥物的使用，例如：HMG-CoA 還原酶抑制劑（statins）、纖維酸衍生物（fibrates）、菸鹼酸（nicotinic acid）、膽酸結合劑（bile acid sequestrants, BAS）、膽固醇吸收抑制劑，對降低高血脂腹膜透析腎友的心血管疾病是否有幫助皆無良好證據，再加上藥物的副作用在透析腎友身上可能更常發生及嚴重，所以目前指引建議，在接受透析治療後才出現的高血脂。建議須經過風險評估後，再決定是否投與藥物治療。

　　若腎友在透析前已使用 HMG-CoA 還原酶抑制劑（statins），則建議繼續使用，不需停藥。指引還特別強調，不要同時使用 HMG-CoA 還原酶抑制劑（statins）及纖維酸衍生物（fibrates），以免增加副作用的發生。

　　在三酸甘油脂的治療方面，即使透析腎友的空腹三酸甘油脂高於 500 mg/dL，也僅建議改變生活形態，而不建議使用藥物治療。總而言之，目前尚無大型研究證據顯示腹膜透析腎友的理想血脂目標。飲食、生活型態的調整，為現今控制腹膜透析腎友血脂異常的主要建議。

第三章》 「洗肚子」重要大小事

1 腹膜透析導管的保養與照護

腹膜透析導管是一條矽質軟管，經由手術植入腹腔後如無損壞，可以長期永久使用。腹壁表面的導管會連接上鈦金屬接頭及輸液管（如圖顯示）。

腹膜透析導管（以下簡稱導管）是貫穿整個腹膜透析治療的靈魂人物，也是腹膜透析腎友的第二生命。

藉由這條導管，可以將透析液灌入腹腔中，進行毒素及水分的移除。為了維持良好的導管功能，平時的保養與照護就要格外重視。

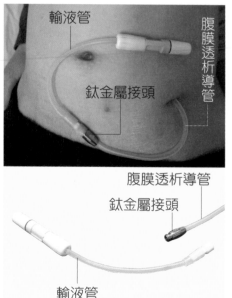

輸液管
腹膜透析導管
鈦金屬接頭

腹膜透析導管
鈦金屬接頭
輸液管

平時要預防意外發生的注意事項

輸液管與導管意外鬆脫與污染

可以利用每次換液時，檢視輸液管與鈦金屬接頭是否緊密連結，一般輸液管與鈦金屬接頭是不容易鬆脫的。

★ 用小白夾於鈦金屬上方將管子夾住；若一時找不到小白夾，可以將導管反折，用橡皮筋綁住。

★ 將導管脫落的末端以無菌紗布包裹固定。

★ 立即與腹膜透析護理師聯絡，並返回醫院做更換輸液管處理。

★ 必要時，依處方給予預防性抗生素使用。

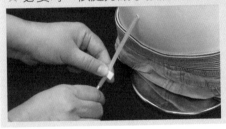

輸液管漏洞、裂開或無法鎖緊

常見的原因有：

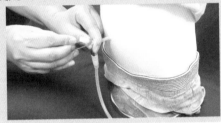

　輸液管長期不當的扭折所致。

　輸液管流量控制轉動開關，長時間開關使用，可能會造成輸液管頭裂開。

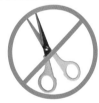

　拆除黏在輸液管上的紗布或膠帶時，不當的使用尖銳物品（如：剪刀）或不慎被褲子拉鏈夾住造成破損。

★ 將有裂開或破洞的輸液管近腹部處用小白夾夾住，或導管反折以橡皮筋綁緊。

★ 裂開破洞或斷裂處以無菌紗布包裹，並膠帶固定。

★ 立即與腹腹透析護理師聯絡，返院做更換輸液管處理。

★ 必要時，依處方給予預防性抗生素使用。

看到王阿姨垂頭喪氣的來到腹膜透析室診療間，翻開肚皮上已剪破的導管，無奈的表示：「我身上管子纏的紗布膠帶撕不開啊！我只好用剪刀試試，哪知一不小心就剪破了。唉！」

雖然可以立即返院進行更換導管護理，自費花錢更換導管事小，但卻會增加感染腹膜炎的機會！

迷你帽脫落與污染

每次換液治療結束，移除透析液管組後，需換上新的迷你帽蓋住輸液管口。迷你帽內含有優碘，每次更換新的迷你帽主要用來保護及消毒輸液管前端。若是迷你帽與輸液管接頭未注意以下細節，就有可能導致感染。

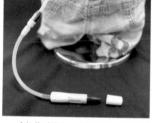

▲ 迷你帽與輸液管接頭鬆脫。

★ 迷你帽與輸液管接頭未鎖緊而鬆脫。

★ 使用已過期或污染的迷你帽。

★ 拿取迷你帽時，碰觸迷你帽口（如右圖）。

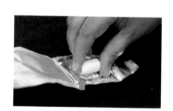

▲ 手指碰觸迷你帽口會造成污染。

★ 輸液管前端迷你帽處不慎受潮而汙染。

常見於洗澡中未做適當保護，而使輸液管前端迷你帽處弄濕。

緊急處理步驟

★ 先於輸液管前端以小白夾夾住，或導管反折以橡皮筋綁緊。

★ 取一個無菌迷你帽蓋上消毒 5 分鐘後，再重新換上另一個迷你帽。

★ 立即與腹腹透析護理師聯絡，評估是否更換輸液管處理。

★ 必要時，依處方給予預防性抗生素使用。

分享一：

　　某一天回診時間，準備為躺在診療床上的楊伯伯檢視導管出口時，發現他身上輸液管的迷你帽不見了。楊伯伯說他一早還有進行換液，可能結束後迷你帽沒鎖緊掉了。還好當下及時發現，立即為他進行換管，並由醫師開立抗生素預防感染。所幸後續沒有造成腹膜炎。

分享二：

　　行動不便的林阿嬤，平日都包著尿布，有次預備協助出口護理時，發現導管未做適當固定，直接塞進尿布內。打開尿布後，驚見輸液管前端的迷你帽直接泡在拉肚子的糞便中，雖然立即更換輸液管及投予抗生素治療，仍因此而引發腹膜炎。

　　在此提醒，結束換液技術後，務必要確實完成迷你帽旋緊動作。

輸液管接頭汙染

　　原因為換藥水時輸液管接頭不慎碰到非無菌部位，如手、桌子、衣服等。

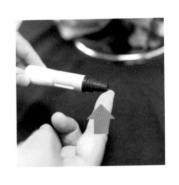

緊急處理步驟

未換液前	換液結束後，碰到輸液管接頭時
★ 將輸液管蓋上新的迷你帽，消毒5分鐘後再進行換液。	★ 取一個無菌迷你帽蓋上消毒5分鐘後，再重新換上另一個迷你帽。
★ 與腹膜透析護理師聯絡，評估嚴重的污染則須返院，做更換輸液管處理。	★ 三天內密切觀察排出的引流液是否清澈，如有問題立即與腹膜透析護理師聯絡。
★ 依醫囑開立預防性抗生素使用。	★ 必要時，開立預防性抗生素使用。

透析液管組損壞或滲漏

透析液管組是由工廠大量生產製造，和所有的消耗品一樣，難免會發生瑕疵的情形。

緊急處理步驟	
在引流透析液前的過程中發現引流袋破了	**如在灌入透析液時才發現**
★ 立即夾住引流管，套上新的迷你帽，移除整套管組重新更換一組新藥水，並將滲漏透析液袋留下，告知腹膜透析護理師，以便向藥水公司客服做產品更換。（※ 註：瑕疵產品更換請參閱透析液相關注意事項）	★ 立即夾住灌入管路的藍夾，套上新的迷你帽，移除整套換液管組，重新更換一組新透析液管組，並立即將腹腔內透析液流出。
★ 三天內密切觀察排出的引流液是否清澈，如有問題立即與腹膜透析護理師聯絡。	★ 與腹膜透析護理師聯絡，回院依醫囑開立預防性抗生素使用。
★ 視情況請醫師評估，是否需開立預防性抗生素。	★ 三天內密切觀察排出的引流液是否清澈，如有問題立即與腹膜透析護理師聯絡。
	★ 依醫囑開立預防性抗生素使用。

小叮嚀 | 透析導管的保養與照護

★ 確實做好透析導管固定，使用導管束腹帶或膠帶適度黏貼固定，可以避免因導管的拉扯而脫落。

★ 絕對不可以在透析導管周圍使用剪刀，以避免不小心剪破。

★ 不可使用化學物品：如酒精、漂白劑等消毒劑來清潔腹膜透析導管，這樣會使導管材質變性，造成損壞或腐蝕產生裂縫，進而增加感染的風險。

腎友們平時就要確實暸解如何保護透析導管，確保功能正常。透析導管照護好，疑難雜症遠離我！

2 導管出口，怎麼保護？

什麼是導管出口？

　　腹膜透析導管在植入腹腔內後，另一頭會經腹部皮膚穿出來，導管穿出來的位置，就是導管出口。通常手術後，出口處有時會有少量透明液體滲出或滲血，這些情況在導管出口癒合後的一兩週會有所改善。

　　導管植入之後必須保護好導管出口，保持皮膚清潔乾燥，以免感染。每天要觀察有無紅、腫、熱、痛及分泌物產生，發現異狀，請盡快回醫院評估處理。

日常生活要注意什麼？

每天至少一次的出口護理清潔

1 建議可以在洗澡後進行。在全身身體清潔後檢視導管出口，以避免洗澡後出口潮濕。當天氣寒冷時，即使只有局部身體清潔，但出口處一樣得每天做清潔。

2 當有感染或特殊狀況時，例如弄濕、污染、流汗等，應要增加清潔次數，以保持導管出口處乾燥。

3 若出口處有結痂硬皮，不要強行移除，以免傷口不易癒合或長瘜肉。可以每次使用生理食鹽水擦拭，待結痂硬皮軟化後自行掉落。

確實良好的固定腹膜透析導管

1 不當的拉扯或扭轉導管，容易造成出口處出血、長瘜肉，受創而導致感染的發生，建議可以使用束腹帶固定。

2 束腹帶除腹膜透析產品客服有販售外，網路上有多種相關腹膜透析束腹帶供參考購買，也可以自行 DIY 設計製作。

避免出口處受壓、摩擦

這些習慣或姿勢，常常是不經意發生，腎友們需留意。

【檢視是否有以下習慣】

1 睡覺習慣採趴睡，容易造成摩擦。

2 皮帶、腰間手機盒、過緊的衣褲等外物壓迫導管出口處。

3 搬重物習慣以身體腹部頂住。

4 廚房工作時，腹部出口處位置不自覺與流理台或水槽摩擦、受壓。

不可以使用非醫囑開立的藥物或化學物品清潔

1 例如酒精、漂白水等消毒出口處，這樣會刺激導管出口的皮膚，也可能造成腹膜透析導管受損脆化，或腐蝕產生裂縫，而導致感染的發生。因此必須配合護理師的指導，使用正確的消毒溶液。

2 若出口處皮膚有出現癢、抓破皮、有分泌物等，應諮詢醫護人員，不可自行使用非醫師所開立的處方藥膏擦拭。

3 導管出口會以紗布覆蓋後，用膠帶黏貼，長期下來局部皮膚可能會出現發癢、發紅，甚至皮膚過敏，市面上有多種抗過敏膠帶，可自行選擇適合個人的透氣膠帶。

可以游泳、泡澡嗎？

事前須將身上的管路做適當的固定及嚴密的防水措施，可以採人工肛門袋或透明膠膜等黏貼固定，下水前再次確認已做好防護準備，即可進行游泳或泡澡活動。建議每 20 ～ 30 分鐘檢視自身出口處周圍是否有進水滲濕，若有則立即更換護理。

導管出口及導管本體應保持清潔乾燥，勿讓管路浸泡到水，弄濕易增加感染機會，活動結束後應完成出口處護理清潔，若出口處已有感染徵兆則應避免游泳、泡澡。

腹膜透析腎友在做好適當的防護下是可以泡澡或游泳的，但若您無法確保能做好防護，建議您轉換其他的運動休閒模式。

小叮嚀｜導管出口的照護與保護

在進行出口護理時，腎友及照護者均須要全程配戴好口罩，因在鼻腔內有葡萄球菌、鏈球菌等菌叢，如果未使用口罩防護下而出現不當打噴嚏等動作，就容易造成病菌附著於出口處，引發出口感染的發生。

3 為什麼透析液引流、排出不順？

連續性可活動式腹膜透析，一天執行的次數約 3 ～ 5 次，腎友在執行換液的過程，需先引流出腹腔中含有毒素的廢液後，再將新的透析液灌入腹腔中，一次所需的時間約 20 ～ 30 分鐘。當透析液引流、灌入不順時，就會發現換液時間延長或引流透析液量減少。

而全自動腹膜透析，夜間透析所需要的時間約 8 ～ 10 小時，當透析機器連著多次警訊出現「引流量不足」或「檢查病人端管路」時，與治療期間發生透析液引流、灌入不順，以上都有可能是管路未開、管路扭結、纖維蛋白形成。

管路未開、管路扭結如何注意？

發現引流或灌入不順，有時可能只是導管被身上的衣褲、膠帶或束腹帶壓住造成扭折，可試著先檢查調整管路順暢，可從上而下來檢視：

引流不順	★ 檢查身上輸液管開關是否已打開。 ★ 檢查藥水雙連袋白色管夾是否已打開。 ★ 檢查雙連袋管路及空袋是否有皺褶或扭結。

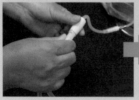 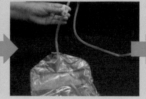 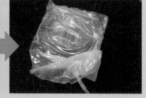

灌入不順	★ 檢查雙連袋藥水上綠色出口塞是否未折斷。 ★ 檢查藥水雙連袋藍色管夾是否已打開。 ★ 檢查身上輸液管開關是否已打開。

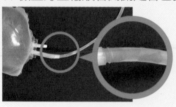 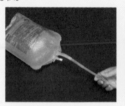 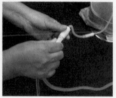

排出的藥水有雜質？纖維蛋白形成？

「咦，我最近藥水灌 2000c.c.，怎麼出來 1000c.c. 就不太流了？」、「我每次藥水引流不用 20 分鐘就好了，現在都得花快一小時！」當透析液引流、排出不順時，常常聽到腎友會有這樣的反應。請先檢查引流袋裡是不是有流出纖維蛋白，看起來像羽絨衣裡的羽絨，或是蛋花湯裡的蛋白，有的像海裡的水母，大小不一，有時肉眼看不太出來。

纖維蛋白

引流液出現纖維蛋白，該如何處理？

1 引流袋裡有少量的纖維蛋白，不致影響腹膜透析流速，且透析引流液是清澈的，可以繼續灌液，觀察是否變嚴重。

2 纖維蛋白已影響換液中引流流速，可在換液時做輸液管捏放擠壓動作，利用擠壓真空吸引的方式來增加引流的力量，以利纖維蛋白排出。

3 當發現引流袋出現較多量的纖維蛋白，而且已經影響透析液排出的流速，或是引流量變少了，請與腹膜透析護理師聯絡，諮詢居家換液狀況以評估是否須回院觀察處理。必要時依醫師處方投予肝素（抗凝血藥物）治療。

> 通常出現纖維蛋白的原因不明，可能與體質有關；
> 也會發生在腹膜炎時，所以換液後要確實檢視引流液是否清澈。

肝素藥物治療

1 依每袋透析液量中加入 1:1 的肝素（Heparin）後灌入腹腔留置，肝素對溶解腹腔中的纖維蛋白有幫助。例如：2000 毫升（ml）的透析液就加入 2000 單位的肝素。需使用幾袋肝素的透析液，主要是依每位腎友的改善程度決定。

2 肉眼可見的纖維蛋白仍塞在管路中無法流出時，必須回腹膜透析室處理。

有肚量家族 經驗談

腎友大志發現有纖維蛋白棉絮卡住輸液管前端，他用酒精噴牙籤消毒，然後用這個自以為已經「無菌」的牙籤去掏出纖維蛋白。注意！這不符合無菌原則。想當然爾，大志這樣一掏，就引發感染，導致腹膜炎了。

導管移位了？這是什麼情況？

腹膜透析導管是經由手術植入，在腹腔內的位置為腹部的最底部，男性應位於膀胱直腸凹的地方，女性應位於子宮直腸凹的地方是最合適的位置。當灌入或引流不順，已確認管路或管夾無異常、嘗試改變姿勢左右翻身或站姿、更換另一袋透析液（或許透析液袋子有問題）後仍無法改善，會透過腹部 X 光檢查，確認導管是否有往上位移。

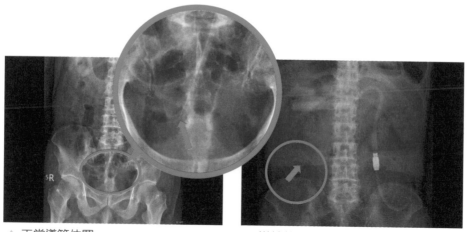

▲ 正常導管位置。　　　　　　　　▲ 導管位移飄移。

造成導管位移的原因

1 不當的姿勢

長期習慣盤腿坐姿、睡姿呈蝦米狀或習慣彎曲大腿。

2 腸道問題

植入腹腔的透析導管，有可能隨著腸蠕動飄移，保持良好的腸道健康，可以避免因便秘擠壓導管，導致導管飄移的情況發生。

3 網膜包覆

發生於少數腎友（佔 5 ～ 15%），發生時通常需要採取手術復位。

導管位移的處理

當確認身上輸液管及透析液管路是順暢的，可以試著改變姿勢採平躺、左右側臥方式，觀察流速是否改善。可以想像成用吸管喝飲料時，當吸管快吸不到水時，試著晃動飲料杯來改變位置，以方便吸到水。

結束換液後，多活動，1 ～ 2 小時後再試行更換一包新藥水。

使用軟便藥物增加腸蠕動。有半數的腎友可經此方法改善導管位移。利用藥水灌入腹腔時，採單腳跳躍動作，以促進腸蠕動及運用重力原理使導管回到適當的位置，通常不是跳躍的次數多寡，而是跳躍的力道夠大才有用。

若以上處理無法改善復位時，需行外科腹腔鏡手術。

導管位移的預防

避免不良的體位姿勢，如：蹲姿或長期習慣性坐小板凳、盤腿或蹺腳、長時間睡姿呈蝦米狀或彎曲下肢等，以防止因擠壓腹部而增加腹壓產生位移。

保持每日排便順暢，避免便秘發生，建議適度的運動及攝取含纖維質高的食物。必要時可以使用軟便劑。

4 換液時忘了排氣，引起肩膀痛及背痛？

我們知道在打點滴時，醫護人員會事先將點滴管路內的空氣排掉，為的就是避免空氣經由血管進入體內。

而當進行腹膜透析換液時也一樣，灌入藥水前也須將管路中的空氣排掉。腹腔是一個密閉的空間，當有空氣進入時，會往上堆積頂住胸腔部位的橫膈，因此造成肩膀或背部的痠痛。不過腎友們不需過度擔心，通常等空氣慢慢被身體吸收，約一至兩天後就會改善。

一旦發生時，怎麼辦？

★ 改變姿勢或多運動，加快空氣自行吸收。

★ 再重新執行換液一次，換液時身體慢慢前後左右擺動，促進入體內的空氣引流出來。

★ 必要時服用止痛劑緩解疼痛。如果症狀持續或加重，請與護理師聯絡。

有肚量家族 經驗談

有天劉大哥回院做檢查時聊起，曾經在家裡進行換液時，一下恍神，沒有先排掉透析液管路內的空氣，就隨透析液直接灌入腹腔內，果然就一陣腹痛、肩背痠痛。

他想了想，乾脆重新換液一次，居然看見空氣被他從腹腔中引流出來，因為他看到管路有泡泡冒出來。完成換液步驟後，肩背和肚子就不痛了。

5 透析液的注意事項

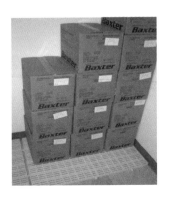

居家的存放原則

透析液是每日執行腹膜透析所需的關鍵物品，所以在保存上是不容忽視的。透析液的存放，請注意：

☆ 存放的地點應在乾淨、通風處，避免潮濕或陽光直射、高溫的地方。可鋪上棧板或紙板，以防止受潮。

☆ 每箱透析液都有封上膠條，要拿出使用前撕開膠條即可。開箱時應避免切割器或刀子，以免不慎割破透析液袋。

☆ 不同濃度的透析液應分別清楚存放，且堆疊以不超過 5 箱為原則；以方便拿取及避免紙箱變形，導致透析液壓損破裂。

☆ 盡可能將透析液置放於原包裝紙箱內，避免拿到不同濃度的透析液。

☆ 透析液務必遵守「先進先用」的原則，以避免使用超過有效期限的藥水。

外出的存放原則

依不同藥水作以下說明

葡萄糖透析液與類澱粉透析液（愛多尼爾透析液）	胺基酸透析液
以室溫太陽不直射為主。出遊時，不建議長時間放於車中曝曬，以免溫度過高，造成藥水變質。	攜帶胺基酸藥水外出時，仍建議放置於原紙箱內，或是以不透光的提袋來保存，為的是防止胺基酸成分被光分解，一樣以室溫存放，避免陽光直射。

透析液的配送

居家透析液的配送

當完成每月例行腹膜透析回診後，腹膜透析護理師會依醫師處方，按照每位腎友的治療量，協助向藥水公司客服登記數量備貨，並於當月完成配送至指定地點。

為了防止天災延遲配送，或彈性調整濃度需求，家中應備有7 ～ 10 天的庫存量。每月回診前預先盤點家中每種透析液的庫存量，回診當日可與護理師討論使用狀況，配送當月需求的透析液藥水，以避免透析液不足的情況發生。

藥水公司依接收醫院所開立的透析液處方後，將會主動聯絡腎友或家屬確認配送日期。當物流公司送達藥水時，司機會將透析液搬到您指定的位置，分類整齊排列，並將家中剩餘量放在新到貨的透析液上方，以方便優先取用。在此一定要先清點數量無誤後再簽收。清點過程須注意：

1 藥水外包裝的品名標籤、濃度、有效日期、包裝是否完整。

2 藥水的總量。

3 保護帽、配件是否齊全。

4 請送貨員將藥水依「先進先用」的原則擺放。

透析液的檢查

★ 每次拿取透析液及透析管組使用前，務必檢視是否有瑕疵或破損。可以依照以下的口訣來檢視：水、看、清、壓、檢。

1 水

看透析液外袋內是否有積水。

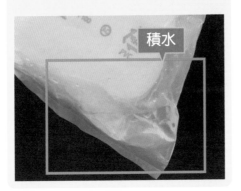

積水

2 看

透析液的有效日期、濃度、容量是否正確。

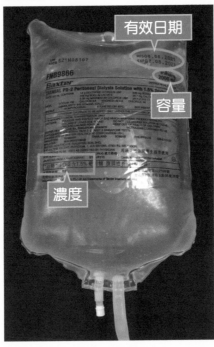

有效日期

容量

濃度

3 清

將透析液對著光源照看，看看透析液是不是清澈無雜質。

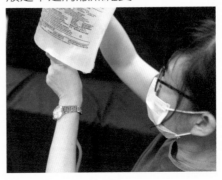

4 壓

將透析液放在桌上壓一壓，看是否有液體流出。

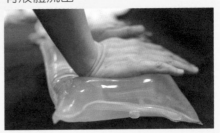

5 檢

仔細檢查管路及空袋，是否有破損孔洞。

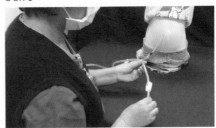

★ 有時會觀察到有水蒸氣殘留於袋內，這是透析液經過高溫蒸氣滅菌，水蒸氣尚未蒸發的情形，此情況不會影響產品品質，但若是發現袋內已積有如「大姆指」般大小的液體，可能為破損的品項，此時就不開封此透析袋，而是拿取新的透析液使用，並將此袋歸入損壞產品處理。

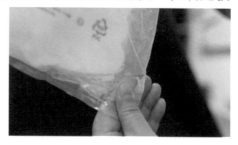

★ 每次腹膜透析換液完畢後，需檢查引流袋的廢液並完成記錄。

1 顏色：正常呈現黃、淡黃或金黃色清澈透明無混濁。

2 容量：是否達成脫水量，透析液無減少。

3 性狀：有沒有多量的纖維蛋白或呈現血紅色及乳白色液。

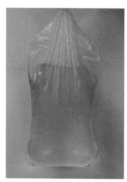

▲ 正常的腹膜透析引流液。

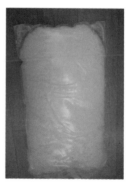

▲ 淋巴液滲漏導致的乳白色透析液。

　　一旦發現透析液混濁或出現奇怪顏色，應立即與腹膜透析護理人員聯絡，保留當袋混濁透析液立即回醫院處理。廢液如無異常，則依廢棄物進行處理。

透析液、管組破損的處理

　　在打開包裝後，一旦發現透析液或其他配件有損壞時，需告知腹膜透析室護理師，將會立即向產品客服聯繫反應。護理

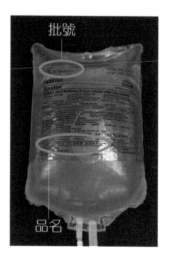

批號

品名

師會詢問了解損壞產品的相關問題，要記得記錄下產品的**品名**、**批號**、**數量**，也把家中損壞產品保留，客服人員會於下個月以一對一方式更換。切記不要覺得浪費而使用有瑕疵破損的產品，這是會增加感染的風險喔！

換液後廢液、引流袋的處理

腹膜透析換液完畢，經秤重及檢查無誤後，以剪刀剪破引流袋，直接將引流液倒入馬桶內即可（因引流袋內的廢液等同尿液）。透析液成分內含有葡萄糖，容易滋生螞蟻或長垢，倒入廢液的馬桶應每日刷洗一次，且每週一次浸泡漂白水消毒。全自動腹膜透析治療（APD）所收集廢液的引流桶也以同樣方式處理。

廠商所提供的全自動腹膜透析治療的引流桶，在底層內會貼上 3 個藍色小圓點貼紙，為的是可以觀察引流液的清澈度，若是透析液呈現混濁，就可能看不見藍色小圓點或模糊了。若是此小圓點貼紙脫落後，可自行補上以方便觀察。

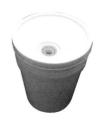
▲ 收集廢液引流桶。

曾經遇過腎友緊張反應說：「護理師，我都很小心啊，我沒肚子痛，可是我桶子內水濁濁的，還有些雜質。」經檢查數據正常，訪談中才發現從未刷洗引流桶，其實是已經堆積了汙垢。可見刷洗透析液引流桶這一小動作是不容忽視的。而家中使用後的管組，屬於一般垃圾，丟一般垃圾車運走即可。

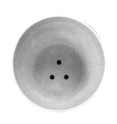
▲ 廢液清澈藍色小點清晰可見。

6 自由旅行，出國也可以

腹膜透析雖是日復一日的長期治療，只要我們有充分的準備、配合醫院的醫護人員指示，一樣可以有多采多姿的人生，和朋友家人國內國外趴趴走，四處旅遊，完全沒問題！

出遊旅行要帶齊配件、透析液等，透析機器攜帶較為不易，因此建議可以改成手洗方式，減少搬運的困擾。出遊若是規畫好的行程，可以提早告知護理師使用的透析液數量與濃度，將可聯繫藥水公司客服人員，協助免費配送透析液至旅遊指定據點。旅遊的提醒：

國內旅遊

★ **送貨**：必須於出發前二星期提供透析液送達日期、送貨地點、數量、簽收人電話等資料。如果未事先安排透析液藥水的配送，則自行攜帶。

★ **換液地點**：出外更換透析液的場所，只要掌握乾淨、光線明亮、沒有寵物並關閉門窗、關上空調，以沒有任何風流動為原則。如自家的車上做為換液場所也可以，但在操作上需注意銜接及分離透析液時，引擎、空調、門窗需先關閉才能進行，以減少空氣中懸浮微粒及落塵引起腹膜炎。

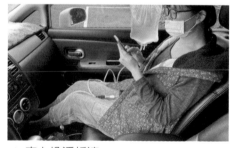
▲ 車上換透析液。

可在車上準備一個不銹鋼托盤，當做治療盤，做為檢視透析液用。透析液袋可以用 S 型

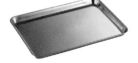
▲ 治療盤。

掛勾掛在車窗上的手把上，引流袋置於腳踏墊上。注意，同車上的人都須配戴口罩。

國外旅遊

☆ 送貨：需事先詢問旅遊國家據點是否為配送地點，依各個國家不同，需一到三個月不等的作業時間。若是非配送國家地點，則須自行由國內攜帶前往。

☆ 須請醫師開立中英文診斷說明書、藥水內容說明，以備海關檢查之用。

☆ 每個國家與台灣氣候截然不同，東南亞國家流汗多，須慎用高濃度透析液，勿脫水過多；寒帶國家流汗少，須注意控制飲水量。

旅遊出發前小叮嚀

行前用品是否備齊

1 個人藥品

降血壓藥、磷結合劑、降血糖藥、軟便劑等。

2 導管出口護理用品

人工肛門袋、無菌棉棒、紗布、生理食鹽水、膠布。

3 個人使用物品

保溫袋、S 型掛勾、乾洗手液、口罩、吊秤等。

4 個人資料

需攜帶醫師開立的中英文診斷書及病歷摘要。

確認透析藥水

1 出發前要再次確認，透析藥水是否送達當地。

2 長途飛行中至少攜帶 1～2 袋的藥水及所需配件於隨身行李中，以備不時之需。

飲食

1 異地的飲食，須注意食材乾淨衛生，盡量不要吃路邊攤，避免吃不新鮮的食物，也請避免生食，以防腸胃炎導致腹膜炎發生。

2 避免吃過鹹食物而口渴喝水，產生體內水分滯留。可以攜帶有刻度的水壺，以監測一天的飲水量，做好水分控制。

3 注意高磷、高鉀食物的攝取。

> 多一分準備，多一分安心，快快樂樂出門，也能平平安安回家。

7 胃腸道要顧好

腹膜透析導管是置入於腹腔中，每天規律的進行透析治療，重覆不斷的透析液引流、灌入、留置，和同樣位於腹腔中的腸胃道有密不可分的關係。

維持排便順暢

每天維持正常排便是很重要的。萬一便秘導致糞便累積於腸道內，就會造成導管受擠壓，管路吸附於腸壁上或往上位移（正常位置應於骨盆腔底），而導致換液中灌入或引流不順。

腎友無法靠大量喝水來促進排便，但可以藉由軟便劑用藥、規律運動（如：走路、騎單車），或腹部沿著大腸結構位置由右而左環狀的按摩或震動，來幫助排便，或是透過下列建議的飲食來改善。

適度攝取高纖食物

　　如木耳、海帶、紫菜、香菇、蘋果、番茄，這些食物中的水溶性纖維可以軟化糞便。但高纖食物也需搭配大量喝水，腎友因須適度限水，水喝得不夠，反而會使纖維停留在腸道中，這樣就適得其反了，所以高纖食物也以適度攝取為原則。

助排便的食物

　　如成熟的香蕉（表皮有褐色斑點更佳）、菠菜、豆腐、酪梨，研究指出具有軟化糞便的作用，可留住腸道水分的功能，適當攝取可以幫助排便順暢。

▲ 豆腐　　▲ 菠菜

好菌食物

　　如韓國泡菜、納豆、味噌、臭豆腐等，這類食物含有乳酸菌，可以調整腸道中細菌的數量，幫助腸道消化作用，但這類食物通常鹽分、糖分，且含磷量較高，也要適量食用。

▲ 納豆　　▲ 韓國泡菜

含果寡糖食物

　　如洋蔥、大蒜、蘆筍、牛蒡、蜂蜜、蘋果等，根據實驗結果，果寡糖能增加好菌繁殖速度，減少壞菌的數量，幫助腸道蠕動，調整腸內環境，減少便秘的發生。

▲ 大蒜　　▲ 洋蔥　　▲ 蘆筍

飲食的禁忌

　　平時的食物選擇，應當以新鮮、煮熟的食材為主，應減少隔餐飲食，避免生食，如：生魚片、生菜沙拉、生蛋黃等，也不宜食用未妥善保存的食品。

生食中常帶有病菌或蟲卵；而未妥善處理的食物，恐致酸臭腐敗遭病毒汙染，一般人或許吃了引發胃腸炎，拉拉肚子就好了。但對於腹膜透析腎友來說，得了胃腸炎，病菌可能經由胃腸壁穿透來到腹腔，進而導致腹膜炎的發生。

所以飲食上需格外小心，尤其外食，要注意食材、環境衛生清潔，或是剩食能立即包裝冷藏，要食用時再完全加熱烹調，留心食物的有效期限。飲食問題，常是引發腎友腹膜炎的原因之一，例如有人去吃喜宴，吃了外燴冷盤；有人把剩食打包回家，沒有冷藏，也沒有重新加熱就吃，結局就是「胃腸炎」！

腸道檢查

當需接受腹腔侵入性檢查時，如：大腸鏡、膀胱鏡、子宮鏡檢查等，需事先告知，為預防經血路感染引發腹膜炎，於檢查前接受預防性抗生素治療，會於前一天最末袋透析液中加入抗生素留置。

如何維持正常的食慾

常常腎友們反應肚子裝滿藥水後，會覺得有飽足感而吃不下。因為腹腔充滿藥水後，連帶使橫膈膜往上頂到胃部，導致胃的空間變小，且透析液中含有葡萄糖，人體吸收後會產生熱量，這也就是為什麼有些腎友會表示沒有食慾了。

但除此以外，會造成腎友食慾下降的原因，也包含因尿毒症影響味覺改變，沒有規則足量透析造成毒素清除不夠，或活動量少而腸蠕動差等。為了達到每天有攝取足夠的營養，能有正常的食慾，建議如下：

- 採少量多餐的方式進食，以補足一天的營養需求。

- 嘗試改變口味多變化，以刺激味覺，使用糖、醋、麻油、辣椒、檸檬等。常變換食物的品種和料理做法，以增加食物的新鮮感。

- 因透析液葡萄糖的吸收，為增加熱量的消耗，建議養成運動習慣。

- 每日應規則進行腹膜透析換液，以達所需足量的毒素清除，避免毒素累積造成的胃腸道症狀，如：噁心、嘔吐、食慾不振等。

- 若是因腹腔中持續有透析液留置而影響食慾，可與醫護團隊討論，是否由 CAPD（手洗）改為 APD（機器洗），使白天時間腹腔無透析液或透析液量減少，來改善胃口。

- 需要時可開立促進食慾口服藥來改善。

　　每天由口進食，胃腸道除了負擔了吸收營養外，也負責排出體內的廢物，為了保持身體健康，胃腸道的保養就不容忽視。正常的均衡飲食非常重要，建議適量攝取好的油脂，像是橄欖油、亞麻仁油、苦茶油等，可保持腸道滋潤、排便順暢。有良好的胃腸道功能，才能避免身體老化，保有好食慾、良好的消化吸收功能。胃腸道通暢，自然也能讓換液過程順暢喔！

8 透析藥水要加溫？

透析液要不要加溫，其實就看每位腎友的需要，有人一年四季都加溫、有人不加溫；有人看寒暑季節決定，灌入藥水的溫度，以讓腎友個人覺得合宜舒適為原則。

有肚量家族 經驗談 阿勇伯年輕時什麼都不怕，過了七十歲總喊自己老了，因為變得很怕冷。孝順的女兒想說那就把透析藥水加熱一點，給爸爸灌液。之後阿勇伯再次換液的時候，女兒發現引流液怎麼變成淡粉紅色了，緊張得向護理人員求救。原來是腹膜有豐富的微血管，透析液過熱，導致腹腔的微血管破裂出血，引流液才會呈現粉紅色。

透析液加熱的原則

★ 加溫時不可先撕開或除去透析液外袋，以防透析液污染。

★ 只能用乾式加熱法，不能把透析液放在水裡加熱，避免藥水袋可能變形產生細小的破洞，引起細菌的污染。

★ 溫度設定於 37 ～ 40℃左右，用手背碰觸透析液袋，覺得接近體溫就可以。透析液的溫度過低，會使人體溫度降低，容易感到冷，也可能刺激腸蠕動加快，甚至出現腹瀉情形。

★ 溫度太高則會損傷腹膜，引起腹痛等不適。

小叮嚀｜不能太冷，也不能太燙

★ 透析液太冷灌入腹腔，會感到全身發冷不適，因此建議不要灌入太冷的透析液。

★ 透析液太燙，灌入腹腔會造成腹痛，也可能燙傷腹膜，導致腹膜功能下降。嚴重的話還可能使腹膜硬化，影響透析功能。

透析液的加溫法

適合的加溫法

1 腹膜透析液加溫袋（包）

目前市面上販售多種專門腹膜透析液加溫袋（包），可以保有恆定的溫度。只要將透析液放入袋中，按下開關無須調節。甚至有的加溫袋有轉接插頭，可以接汽車座充，方便開車時插電加熱，外出旅遊省煩惱。

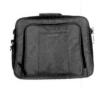

2 電熱毯

可以包裹起來加溫，但要選用有自動調節溫度的恆溫功能。

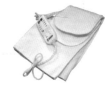

不適合的加溫法

1 烤燈

用烤燈加熱透析液，是萬不得以的選擇。但要注意不能把透析液太靠近烤燈，以免袋子被溶化造成破損。

2 微波爐

不建議用微波爐加熱，因為每一台微波爐的功率都不一樣，容易受熱不均或溫度過熱，造成藥水變質。

停電時如何加溫？

1
用2個熱水袋將透析液夾在中間，外面用毛巾包裹加熱。

2
灌入藥水時過冷，在肚子上放置暖暖包或熱水袋來保暖。

3
睡覺時將透析液一起包裹在棉被中抱著睡（不可拆開外袋），利用體溫保暖，可用於隔日早上手動換液。

小叮嚀

★ 透析液不可使用「濕熱法」加溫，可能會使透析液袋及管路變形或破損而造成汙染。

★ 若透析液不慎加熱過高，應重新更換，不能想說將就著用，會燙傷腹膜，影響腹膜功能。

9 沐浴小撇步

　　一旦需開始接受腹膜透析，在植管前，醫護人員常常聽到腎友提出的疑問主要有：「管子在身上，那我要怎麼洗澡呢？」、「我還可以沖澡嗎？」只要在洗澡前做好萬全準備，仍然是可以進行沖澡身體清潔。

　　沐浴前，先在個人的導管出口處做適當的保護措施，沐浴後立即做出口護理，以確保出口處的清潔乾燥即可。而用物的準備，可以在醫療用品店或網路上購買。

　　目前市面上有多種用品是設計來給腎友洗澡時使用，可以依個人的需求或偏好來做選擇。

人工肛門袋

　　可以選用拋棄式人工肛門袋做為防護罩，黏貼固定於出口周圍皮膚處。

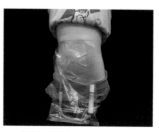

▲ 紙膠固定。

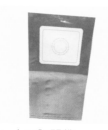

▲ 人工肛門袋。

使用方法
★ 去除身上多餘的紗布及膠帶。
★ 將導管置入於人工肛門袋內，盡量將空氣排出袋內，使雙面膠完全貼於出口周圍皮膚上。
★ 檢視人工肛門袋平整貼於皮膚上，將輸液管前端朝上，以免不慎泡水染汙。
★ 人工肛門袋上方，橫貼一條紙膠作為加強固定。

透明防水膠膜

　　部分腎友因皮膚較脆弱、敏感，在長期使用人工肛門袋後，其出口的皮膚周圍容易會出現過敏、濕疹炎症反應，反而會增加出口感染的機會。現有一種透明膠膜，服貼性高、敏感度低，且防水性佳，可以減少腎友的皮膚刺激不適。

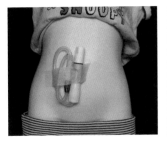 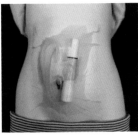

使用方法

★ 去除身上多餘的紗布及膠帶。

★ 將導管環形圍繞於出口處，撕一紙膠固定於皮膚上。

★ 將透氣膠膜完全貼於出口周圍皮膚上，擠壓排出多餘空氣。

防水保護罩

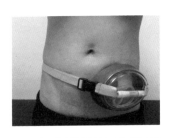

　　利用潛水蛙鏡的概念設計成腹膜透析腎友專用的防水罩，具有隔水的功能，直接覆蓋於導管出口處，再依個人腰圍調整腰帶長度固定。此產品因重覆利用，既環保又可免去購買沐浴醫療用品費用，經濟又實惠。

使用方法

★ 去除身上多餘的紗布及膠帶。

★ 將圓形保護罩完全包覆於導管出口，及身上的輸液管。

★ 保護罩腰帶束上，調整檢視保護罩與皮膚有完整密合。

在腹膜透析導管手術植入後，在傷口未癒合前，建議以擦澡的方式清潔。每位腎友於洗澡時，習慣以何種方式保護出口皆不盡相同，有的人也會自創 DIY，不管以何種方法來保護，只要是能阻隔預防導管出口弄濕，及避免出口周圍皮膚過敏，都是良好的選擇。

如果在洗澡時不小心進水了，該怎麼辦呢？如果一開始就進水了，最好的方式當然是重新置放新的保護用物。但如果快洗好了，則儘快洗好並移除保護裝置，避免導管浸泡在水裡，以及執行導管出口處的換藥及擦乾導管即可，當然若導管有浸泡在水裡時，要持續觀察透析液有無混濁及腹痛等情形，避免發生腹膜炎。

沐浴專用防水產品（保護導管出口）優缺點評比

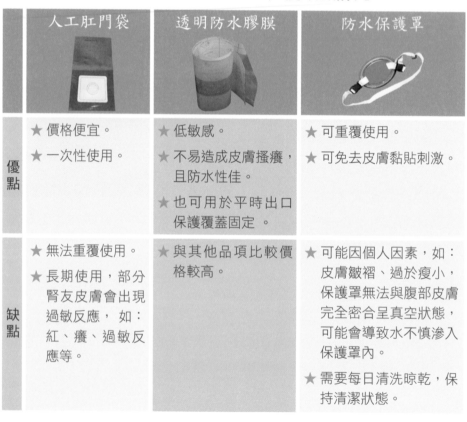

	人工肛門袋	透明防水膠膜	防水保護罩
優點	★ 價格便宜。 ★ 一次性使用。	★ 低敏感。 ★ 不易造成皮膚搔癢，且防水性佳。 ★ 也可用於平時出口保護覆蓋固定。	★ 可重覆使用。 ★ 可免去皮膚黏貼刺激。
缺點	★ 無法重覆使用。 ★ 長期使用，部分腎友皮膚會出現過敏反應，如：紅、癢、過敏反應等。	★ 與其他品項比較價格較高。	★ 可能因個人因素，如：皮膚皺褶、過於瘦小，保護罩無法與腹部皮膚完全密合呈真空狀態，可能會導致水不慎滲入保護罩內。 ★ 需要每日清洗晾乾，保持清潔狀態。

PART5

「有肚量家族」的日常照護需知

進行腹膜透析治療的「有肚量家族」最關心的是──毒素是否洗乾淨，腹膜盡可能長久使用，洗腎後的尿液問題，營養、運動習慣、正確用藥、疫苗防護、併發症的預防……

第一章》 適量透析，毒素洗乾淨

腎友們進入透析後，每個月會定期回診並抽血檢測尿素氮（BUN）及肌酸酐（creatinine）。此兩種尿毒素檢驗出的數值往往與正常值差距甚大，許多腎友不免擔心、焦急地詢問醫師、護理師：「不是開始洗腎了嗎？毒素為什麼還是那麼高？」

其實，腎友們不用太擔心，開始透析後，血中尿素氮、肌酸酐濃度與尿毒素的清除效率並沒有絕對相關。由於尿素氮是人體吸收蛋白質營養後產生的廢物，而肌酸酐是肌肉代謝的產物；因此，在一般狀態下，腎友們血中尿素氮及肌酸酐的高低其實反應了蛋白質的攝取量及身體肌肉的總量。那如何知道自己毒素是否洗乾淨了呢？

1 適量透析二大指標：尿素氮清除率與肌酸酐清除率

簡單來說，透析的清除效率是以每週透析液及尿液排出的尿毒素總量，來與血中的含量做比較。因此，除了抽血檢測尿素氮、肌酸酐外，護理師會請您收集 24 小時引流的透析液及尿液，進行尿素氮及肌酸酐的濃度檢測，並依據公式分別計算出腹膜透析及殘餘腎功能的尿素氮及肌酸酐廓清率，再將其加總起來（詳見第 128 頁）。計算出每週尿素氮（Weekly Kt/V）及每週肌酸酐清除率（Weekly CCr）數值，提供醫護團隊參考，了解您尿毒素清除的效果。

目前國際臨床指引建議腹膜透析每週 Kt/V 目標應大於 1.7，每週 CCr 應大於 60 L/wk/1.73m^2。

每週尿素氮清除率多久檢測一次？

腎友開始透析後腹膜功能的變化、殘餘腎臟功能逐漸減少及本身的疾病因素，都可能影響腹膜透析每週尿素氮清除率，所以需要定期檢測，以作為醫護團隊調整透析處方的依據。腹膜透析開始一個月後檢測一次，穩定後每 6 個月檢測一次；發生腹膜炎治療完成後一個月或有透析不足的狀況時會額外再做檢測。

尿毒素洗不乾淨，身體會出現哪些警訊？

透析腎友尿毒素洗不乾淨時，可能會出現以下的症狀：

1 食慾明顯下降、噁心想吐、自覺口腔有異味

導致營養流失，體重減輕。

2 反應遲鈍、精神不濟、表情呆滯、生活疲乏無力、記憶力減退

嚴重者會意識不清，甚至昏迷。

3 血鈣磷上升

血磷排出減少，導致高血磷，堆積在皮膚及心臟血管，後續造成皮膚癢、血管、心臟瓣膜鈣化。

4 貧血現象加劇

容易頭暈、活動時體力變差、呼吸喘。

5 免疫力下降

容易併發感染。

6 全身水腫、高血壓、呼吸喘、甚至心肺衰竭

7 性功能障礙、月經週期不正常、不孕

腎友透析一段時間後，如果出現以上尿毒素累積的症狀時，應主動告知醫護團隊。醫護團隊會進一步了解您尿毒素洗不乾淨的原因，評估是否為透析量不足、殘餘腎功能的喪失、家庭照護結構改

變、工作型態改變、沒有按時透析等，並針對個別原因來調整照護計畫及透析處方，以避免尿毒素累積造成的不適症狀。

尿毒素洗乾淨的好處

腹膜透析腎友達到適量透析的目標，除了有助於維持身體健康，更可改善腎友的生活品質。尿毒素洗乾淨的好處包括：

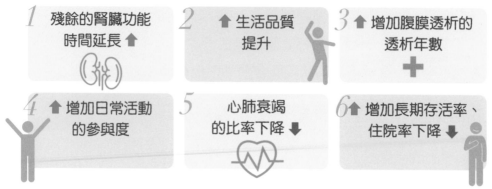

1 殘餘的腎臟功能時間延長 ↑

2 ↑生活品質提升

3 ↑增加腹膜透析的透析年數 ✚

4 ↑增加日常活動的參與度

5 心肺衰竭的比率下降 ↓

6 ↑增加長期存活率、住院率下降 ↓

要如何做到適量透析？

按時透析

透析次數不可少洗、換液量不可少灌。偶爾少洗一兩次雖然短時間內不會感覺不適，但長期下來尿毒素的累積，對生活品質、身體健康都會造成危害。

維持良好的腹膜功能

盡量少用高濃度的葡萄糖藥水，以保護腹膜功能。脫水效果不佳的腎友，經醫師評估可選用 7.5％愛多尼爾藥水來取代高濃度葡萄糖藥水，長時間 8 ～ 16 小時留置以達到持續脫水的效果。同時，平時換液過程應注意無菌技術操作，避免腹膜炎的發生，因為腹膜發炎後毒素清除及脫水效果都可能受影響。

維持殘餘腎功能

如果腎友每天仍有一定的排尿量，表示腎臟仍保有些許的功能，我們稱為「殘餘腎功能」。腹膜透析優於血液透析的特點之一，便是較能維持殘餘的腎臟功能。雖然殘餘的腎臟功能並不足以應付全身尿毒素代謝上的需求，但它對於腎友體內分子較大尿毒素的清除、水分的控制、營養的維持與血壓的控制仍有很大的幫助，所以保護殘餘腎功能是非常重要的。腎友應避免脫水過量及服用常見的腎毒性藥物，如消炎類止痛藥、特定抗生素、含馬兜鈴酸的中草藥等。

提供符合腎友個別需求的透析處方

每月回診醫護團隊會與腎友共同了解尿毒素是否清除乾淨、每日脫水量、體重及血壓的變化、電解質（鈣、磷、鉀）的變化、營養是否足夠、血色素及透析生活是否遇到什麼困難等等。並依據腹膜功能特性、體型大小、腎臟殘餘功能、檢驗結果及工作生活型態，與腎友及家屬一起討論調整最適合的透析處方。

除了尿毒素洗乾淨外，腎友們還要注意什麼？

廣義來說，高品質透析不單單只是考慮到尿毒素的清除率，也需涵蓋生活品質、情緒壓力及多項透析面的治療成效，以期望腎友們能達到身、心、靈三方面的健康與幸福感。這些面向包括：

1 每週尿素氮清除率

Weekly Kt/V ≧ 1.7。

2 良好的電解質控制及生化值

維持電解質與鈣磷平衡。

3 身心精神狀況穩定

情緒穩定、睡眠充足。

4 日常生活模式未受影響

家中照顧者及腎友生活型態、經濟資源未受影響（如正常工作、上學）。

5 沒有尿毒症狀

如噁心、想吐、疲倦、全身無力、不寧腿症候群、失眠、皮膚癢等症狀。

6 體液狀況及三高控制穩定

無水腫、無脫水過多，血壓、血糖、血脂肪皆控制穩定。

7 營養狀況良好

食慾好、體重穩定，活動耐力佳，沒有貧血。

8 腎友自訴生活體驗幸福的感覺

生活沒有疲乏、無望的感覺，能追尋自己的人生目標。

9 社交活動無受限制

可以出國旅遊、與朋友聚會、參與社區活動。

　　腹膜透析是長期的治療，提供全面照護是透析醫護團隊的責任。我們將盡可能確保透析處方及相關治療能幫助腎友維持長期的健康，除了達到尿毒素清除的目標外，也盡可能滿足腎友個人的偏好和價值觀，減少透析治療對於工作、上課學習、家庭運作的影響；藉由腎友與家人共同參與決策，以提升自我健康照護能力及動力。

尿素氮清除率計算方式

● 計算公式：

每週尿素氮清除率（Weekly Kt/V）＝ 7 天 ×（腹透 Kt ＋ 腎臟 Kt）÷V

※ 註 1. 腹膜透析尿素氮廓清率（腹透 Kt）＝ $\dfrac{24\ 小時透析液尿素氮總量}{血清尿素氮濃度}$

　　註 2. 腎臟尿素氮廓清率（腎臟 Kt）＝ $\dfrac{24\ 小時尿液尿素氮總量}{血清尿素氮濃度}$

　　註 3. 體內尿素氮分佈容積（V）＝ $\begin{matrix}男性體重（公斤）×0.6\\女性體重（公斤）×0.5\end{matrix}$

每週肌酸酐清除率計算方式

● 計算公式：

每週肌酸酐清除率（Weekly CCr）＝（腹膜 CCr ＋ 腎臟 CCr）×7 天 ×1.73 ／體表面積

※ 註 1.腹膜透析肌酸酐廓清率（腹膜 CCr）＝ 24 小時透析液的肌酸酐含量／血清肌酸酐

　　註 2.腎臟肌酸酐廓清率（腎臟 CCr）＝ 0.5〔（24 小時尿液的肌酸酐含量／血清肌酸酐）＋（24 小時尿液的尿素氮含量／血清尿素氮）〕

　　註 3.體表面積 ＝ 0.007184× 體重 $^{0.425}$× 身高 $^{0.725}$

2 腹膜功能平衡測試：Peritoneal Equilibration Test （PET）

為什麼要做腹膜功能平衡測試

　　當您開始腹膜透析治療一個月時，護理師會請您做「腹膜功能平衡測試」。您一定會很疑惑，腹膜功能平衡測試是什麼樣的檢查？

　　腹膜功能平衡試驗（Peritoneal Equilibration Test，PET）是一項簡單易做的檢查，藉由評估腹膜運輸肌酸酐及葡萄糖的效率來了解腹膜對毒素及水分清除的效果。我們將腹膜的**運輸速率**分類為**高通透**（High）、**高平均通透**（High Average）、**低平均通透**（Low Average）和**低通透**（Low）四種。

　　了解您腹膜分類的特性後，醫療團隊會針對不同的腹膜通透特性，給予不同的透析治療處方，包括一天換液的次數、透析液停留在腹腔內的時間、以及換液量的多寡。適當的腹膜透析處方治療，可以有效的清除毒素及水分。

腹膜功能平衡測試的臨床意義

★ 腹膜功能平衡測試是把 2.5％葡萄糖透析液灌入腹腔，在第 0、
2、4 小時，分別測定比較肌酸酐及葡萄糖在透析液及血液中濃度
的比值。

★ 留置 4 小時候後，再把透析液完全放出來並記錄引流液的總量，
得知四小時脫出的水量及毒素。

★ 腹膜功能平衡測試可依腹膜交換肌酸酐及葡萄糖的速度快慢分成
四種不同的運輸特性：

*1*高通透

腹膜毒素清除效果快，但相對的，透析液中葡萄糖的流失也快，導
致脫水的效果短。因此，需要縮短透析液留置腹腔的時間，增加交換藥
水的次數，適合使用全自動腹膜透析（機器洗），或輔以一天一次非葡
萄糖的愛多尼爾透析液長時間留置。

*2*低通透

透析液中葡萄糖的流失慢，所以脫水的效果長；但腹膜毒素清除的
效果較慢，適合連續性腹膜透析（手洗），藉由每袋透析液 4 小時以上
的留置，來達到清除毒素的效果。若毒素沒有洗乾淨，需要增加透析換
液量，以增加清除毒素的效果。

*3*高平均及低平均通透

這兩者的腹膜運輸速率介於高通透與低通透之間。腹膜清除水分、毒
素效率適中。連續性可攜帶式腹膜透析或全自動腹膜透析皆可採用。

腹膜功能平衡測試何時做？

★ 新腎友於開始透析一個月後測試，作為日後評估基準。

★ 疑似透析不足時：腹膜尿毒素清除率降低，或在規則透析處方治療下，仍然出現尿毒症狀。

★ 脫水狀況變差導致身體水分過多或血壓偏高。

★ 腹膜炎治療完成後一個月。

★ 年度追蹤檢查，每六個月做一次腹膜功能平衡測試。

腹膜功能平衡測試（PET）的程序

★ 為腹膜功能平衡測試做準備，讓透析液前一晚停留腹腔 8 ～ 12 小時。

★ 將腹腔內的透析液引流排空，引流時間至少 20 分鐘。

★ 灌入 2 公升 2.5％葡萄糖透析液，讓腎友平躺灌入透析液，在每灌入 400 毫升（ml）後，請腎友左右滾動，讓透析液充分與腹膜接觸。

★ 在 0、2 和 4 小時後採集透析液樣本並分析肌酸酐、葡萄糖濃度。

★ 2 小時當下抽血採集血清樣本分析肌酸酐、葡萄糖濃度。

★ 停留 4 小時後，排出透析液並記錄總量。

★ 血清與透析液的肌酸酐濃度必須依葡萄糖濃度而矯正。

★ 藉由評估透析液中葡萄糖流失的速度（圖一）及肌酸酐增加的速度（圖二）快慢，將腹膜的特性分類為高、高平均、低平均及低通透性。

腹膜功能平衡測試前的小叮嚀

進行腹膜功能平衡測試時，身體水分過多、血糖過高、管路引流不順，皆可能影響結果的正確性。因此，除了檢查時確保管路順暢、腹腔內無殘留透析液外，在檢查前，腎友們應做好適當的水分及血糖控制。

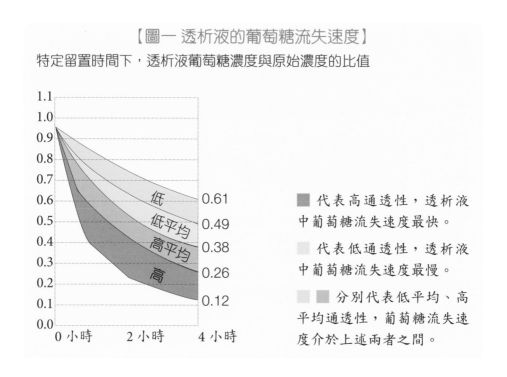

【圖一 透析液的葡萄糖流失速度】
特定留置時間下，透析液葡萄糖濃度與原始濃度的比值

低　0.61
低平均　0.49
高平均　0.38
高　0.26
0.12

0 小時　2 小時　4 小時

■ 代表高通透性，透析液中葡萄糖流失速度最快。

■ 代表低通透性，透析液中葡萄糖流失速度最慢。

■ ■ 分別代表低平均、高平均通透性，葡萄糖流失速度介於上述兩者之間。

腹膜功能平衡測試可協助醫療團隊了解您的腹膜通透特性，並開立適當的透析治療處方。然而，腹膜通透特性並不是決定透析處方的唯一依據，腎友的生活型態及工作等因素也需納入一起考量，才能達到高品質的透析生活。

腹膜功能特性 & 建議透析處方

通透特性	脫水持久性	毒素清除效率	建議透析處方
高通透	短	最快	全自動腹膜透析
高平均通透	較短	較快	全自動腹膜透析
低平均通透	較長	較慢	或連續可活動性腹膜透析皆可
低通透	長	最慢	連續可活動性腹膜透析

【圖二 透析液的肌酸酐增加速度】

特定留置時間下，透析液肌酸酐濃度與血中濃度的比值

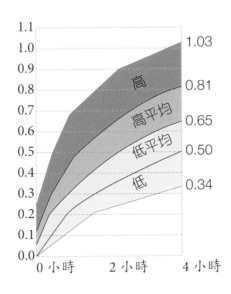

■ 代表高通透性，透析液中肌酸酐增加速度最快。

代表低通透性，透析液中肌酸酐增加速度最慢。

■ ■ 分別代表低平均、高平均通透性，肌酸酐增加速度介於上述兩者之間。

第二章》 飲食及營養

1 我的營養足夠嗎？營養狀態的自我評估

　　營養不良與透析的健康息息相關，也是透析腎友及家人們最常需面對的課題之一。由於每天腹膜透析的過程，約有 8 ～ 12 克的蛋白質隨著透析液流失，再加上尿毒素的累積、糖尿病、高血壓、心血管疾病等多重因素的影響，使得腎友們的營養不良風險居高不下。根據台灣的統計資料顯示，高達半數的腎友無形中正面臨著營養不良所帶來的威脅。

　　腎友們對於各類營養素的需求較一般人高，而長期營養攝取不足及營養素流失，將對身體健康產生重大危害：除了免疫機能的下降增加了感染的風險，也會導致全身肌肉量的流失，造成「肌少症」；這不僅影響日常生活品質，更會增加跌倒、失能、住院、甚至死亡的風險。因此，如何評估並維繫良好的營養狀態對於腎友、家人及臨床醫護人員而言，都是十分重要的課題。

　　您的營養足夠嗎？請趕快跟著我們的腳步，利用以下 4 個簡易步驟，來了解自己的營養狀態吧！

步驟 1：近期胃口如何？進食量有變少？

營養不良的發生大多都伴隨著食慾下降及進食量的減少，請與您自身平時的進食狀況相比，近期數週至數個月內食慾及進食量是否有明顯下降？持續多久了呢？若您的食慾不佳與進食量不足的時間越久，營養不良的風險也會越高。

步驟 2：身體質量指標標準嗎？最近 3～6 個月體重減輕了？

身體質量指標是最傳統而簡單的營養評估指標之一，藉由您的身高及體重量測，即可換算得到。

$$\text{身體質量指標（Body mass index，BMI）} = \frac{\text{體重（公斤）}}{\text{身高平方（公尺}^2\text{）}}$$

身體質量指標越低，營養不良的風險越高。如果您目前的身體質量指標低於 20（公斤／公尺^2），代表您可能處於營養不良的風險。

然而，長期追蹤體重變化的趨勢，遠比僅評估單一時間點的體重或身體質量指標來得重要得多。數個月內的體重減輕極可能代表著營養狀態的下降，特別是 3～6 個月內體重下降超過 5％ 以上（以 60 公斤成人為例，即為 3～6 個月內體重減輕 3 公斤以上）。

步驟 3：血中營養的重要指標——血清「白蛋白」

白蛋白，是經由肝臟製造、分泌至血液中的蛋白質，也是身體營養足夠與否的重要指標。藉由每個月的定期抽血，您可以了解自己血清白蛋白的數值變化。在正常的營養狀態下，血清白蛋白應維持在 3.8 克／分升以上。白蛋白數值越低，代表著營養不良的嚴重度越高。

步驟 4：有肌少症的風險？

「肌少症」指的是全身肌肉量及肌力強度隨著老化或疾病逐漸流失的現象。雖然肌肉量的多寡及肌力強度需經由醫院的精密儀器才能精準量測，但我們可利用 3 個簡易方法來初步了解自己是否處於肌少症的風險。分述如下：

★ 小腿圍的量測：在沒有足部水腫的狀況下，採坐姿，以皮尺量測小腿最粗處。男性若小腿圍低於 34 公分、女性低於 33 公分，則代表存在肌少症風險。

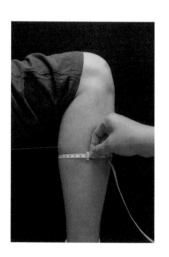

★ 肌少症篩檢問卷：國際學者們制定的肌少症篩檢問卷（詳見第 137 頁）包括五個簡單的問題，每題分別給予 0 ～ 2 分，總分共 10 分。若您的分數為 4 分以上，則代表為肌少症的高風險群。

★ 肌少症篩檢問卷與小腿圍的綜合評估：除了肌少症篩檢問卷的計分外，若男性小腿圍低於 34 公分或女性低於 33 公分，則額外＋10 分。此綜合分數達 11 分以上，代表為肌少症的高風險群。

希望藉由以上的簡易評估，有助於腎友們了解自身的營養狀態。若以上 4 步驟的評估皆無異常，恭喜您擁有良好的營養狀態，請繼續維持並定期重新評估。

若以上的自我檢測有任何異常，也請不吝與您的醫師及護理師討論，相信經由專業的醫護、營養及復健團隊提供進一步的評估與處置，您一定可以很快地恢復原有的營養狀態。維持營養護健康，讓我們一起努力！

肌少症篩檢問卷

評估項目	題目	分數
肌力強度	您提 10 磅重物（約 4.5 公斤）有多困難？	☐完全沒困難＝0 ☐有些困難＝1 ☐非常困難或無法做到＝2
行走	您走過一個房間有多困難？	☐完全沒困難＝0 ☐有些困難＝1 ☐非常困難、需使用輔助工具或無法做到＝2
起身	您從椅子或床上起身有多困難？	☐完全沒困難＝0 ☐有些困難＝1 ☐非常困難或無法做到＝2
登階	您爬 10 階樓梯有多困難？	☐完全沒困難＝0 ☐有些困難＝1 ☐非常困難或無法做到＝2
跌倒	過去一年內您曾跌倒幾次？	☐未曾跌倒＝0 ☐1～3次＝1 ☐4次以上＝2

2 攝取熱量，維持理想體重

若真的開始腹膜透析，洗肚子了，飲食方面該注意些什麼呢？

首先，要知道，良好的營養狀態是能持續進行腹膜透析的要件，維持較好的生活品質。腹膜透析替代了腎臟的功能，幫助我們清除代謝廢物和水分，所以在飲食上的限制比在施行腹膜透析前要寬鬆，但是，還是要注意一些透析飲食的原則。其中，攝取適當的熱量絕對是首要任務。

開始腹膜透析應該攝取多少的熱量呢？腹膜透析腎友的熱量攝取應以維持**理想體重**（Ideal body weight, IBW）為目標。那問題就來了，什麼是理想體重呢？所謂的理想體重就是依照個人體型、身高與體重的不同，使用身體質量指數為測量方法，理想體重範圍為身體質量指標（BMI）介於 18.5 ～ 24 之間，而最理想 BMI 值為 22，所以理想體重的計算方式為：

身高（公尺 (m)）x 身高（公尺 (m)）×22

舉例來說，如果我今天身高為 165cm，我的理想體體重為：

1.65×1.65×22 ＝ 60 公斤，就會以維持體重 60 公斤為目標

但是在開始進行腹膜透析前，由於經歷過腎功能衰退的時期，許多人很難維持營養良好的狀態，在開始透析後要達到維持理想體重目標的熱量有點困難，所以目前會以比較簡單的算法來估算每日熱量需求。目前臨床上常用的估算方法為：

年齡	熱量需求估算
60 歲以上	30 大卡／公斤（乾體重）
60 歲以下	35 大卡／公斤（乾體重）

54 歲、體重 50 公斤，您每日所需要熱量為：50×35 ＝ 1750 大卡

請注意，這裡的體重必須是沒有水腫狀態下的**乾體重**（透析者經由脫水後，血壓能維持正常、呼吸平順，四肢無水腫現象時的體重）。這樣才不會因為水腫造成假性體重上升而多估算了每日所需熱量。

再者，需要注意，我們選擇的是哪種透析液？濃度多少？用量多少？現在有不同成分的透析液適合不同腎友的需求。傳統透析液含有不同濃度的葡萄糖，人體的腹膜會吸收葡萄糖，以 1.5%、2 公升的透析液為例，可提供約 100 大卡的熱量，一天四袋，大約可提供 400 大卡，計算下來，腹膜透析腎友可能會從透析液額外吸收 400 ～ 800 大卡的熱量，所以在估算一天所需熱量時，除了用每公斤體重乘上 30 ～ 35 大卡算出熱量所需外，請不要忘記，要扣除從透析液中再吸收葡萄糖的熱量 400 ～ 800 大卡，才會是我們從食物中攝取的所需熱量。

了解腹膜透析的營養目標和每日所需熱量估算，才能讓我們在進行腹膜透析時，不用擔心因熱量攝取不足或攝取過多，造成透析效果不佳，這是維護腹膜透析者的健康預後和生活品質的第一步。

飲食中攝取熱量＝每日所需總熱量－透析液熱量

依體重估算每日所需熱量表

60 歲以下看過來			
體重 （公斤）	每日所需總熱量 （大卡）	透析液熱量 （大卡）	飲食攝取熱量 （大卡）
40	1400	400～800	600～1000
50	1750		950～1350
60	2100		1300～1700
70	2450		1650～2050
80	2800		2000～2400

60 歲以上看這邊			
體重 （公斤）	每日所需總熱量 （大卡）	透析液熱量 （大卡）	飲食攝取熱量 （大卡）
40	1200	400～800	400～800
50	1500		700～1100
60	1800		1000～1400
70	2100		1300～1700
80	2400		1600～2000

每日飲食攝取熱量建議份數

	800 大卡	1100 大卡	1400 大卡	1700 大卡	2000 大卡
全穀雜糧類（碗）	1.5	1.5	2	3	3
蔬菜類（份）	2	3	3	3	3
水果類（份）	1	2	2	2	3
豆魚蛋肉類（份）	4	5	6	7	8
油脂類（茶匙）	4	6	7	8	10
蛋白質補充品（10g/ 份）	1	2	2	2	3

※ 1. 碗：300cc 標準碗，裝 8 分滿計算。

2. 蔬菜 1 份→生：100 g 、熟：半碗（青花菜、花椰菜不會縮的菜為 1 碗）。

3. 水果 1 份→女性拳頭大小。

4. 豆魚蛋肉類詳見下一章節介紹，建議以低脂類為主要選擇。

5. 1 茶匙約 5cc。

6. 蛋白質補充品，每份以 10 公克計算。

3 蛋白質要足夠，肌肉才有力

蛋白質，為人體內建造的重要營養素之一，包括體內代謝的酵素、賀爾蒙及免疫抗體的製造等，都需要蛋白質的貢獻才能使身體正常運作，一旦人體的蛋白質缺乏，將影響到身體正常的運作，嚴重造成營養不良、肌肉的流失，進而導致身體抵抗力下降，甚至增加死亡的風險。

腎友開始進入了長期透析治療後，與慢性腎臟病飲食上最大的差別就在於蛋白質的攝取量，由於透析治療過程會流失胺基酸、胜肽、少量的蛋白質，而相較於血液透析，腹膜透析的腎友蛋白質流失的更多，使得身體內蛋白質的消耗增加，所以在飲食上不需要採低蛋白原則，反而應該要攝取足夠的高生物價蛋白類食物。

腹膜透析腎友蛋白質建議量為每公斤乾體重 1.2 ～ 1.5 克，以 70 公斤的阿春為例約要攝取 88 ～ 105 克（份量約每天 3 碗飯加 9 份蛋白質類食物），那 1 份蛋白質是多少的量呢，我們可以利用身邊的東西做為比例尺，例如：1 個手掌大約是 3 份蛋白質量，所以阿春一天可以吃到 3 個手掌大小的蛋白質食物，並建議 2/3 的攝取須來自高生物價蛋白（優質蛋白質），以下列出幾項優質蛋白質及份量大小。

許多腎友詢問營養師，「這時候我該吃素食嗎？」植物性蛋白與動物性蛋白相比，其飽和脂肪含量較低，可降低尿毒的產生，減少酸血症及心血管疾病的發生率。另外，與動物性蛋白相比，攝取植物性

蛋白更有助於血磷的控制，對於血氨上升的速度也較動物性蛋白緩慢。所以在蛋白質攝取足量的前提下，可以用植物性蛋白取代部分動物性蛋白。

常見的植物蛋白質來源，包含全穀類、乾豆類及堅果類等。為補充因透析流失的蛋白質，建議以黃豆、黑豆及其加工品，如豆腐、豆包及豆干等，作為每日蛋白質的主要來源。

也有許多人詢問，**透析腎友可以補充牛奶嗎**？奶類是優質的蛋白質來源，但一般市售的鮮奶及奶粉普遍「磷」含量偏高，所以透析腎友以奶類食品補充蛋白質的話，可能容易導致血磷過高，可以選擇市面上多種透析者專用的高蛋白低磷鉀的配方奶，若有相關問題也可詢問專業醫師或營養師。

優質蛋白質及份量大小

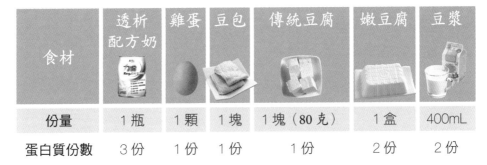

食材	透析配方奶	雞蛋	豆包	傳統豆腐	嫩豆腐	豆漿
份量	1 瓶	1 顆	1 塊	1 塊（80 克）	1 盒	400mL
蛋白質份數	3 份	1 份	1 份	1 份	2 份	2 份

※ 1. 溫馨小提醒：要注意所選擇蛋白質食物中磷離子的含量，避免為了補充蛋白質反而造成高血磷（關於高磷食品在下一章節會提到）。

2. 切記熱量必須足夠，才能讓蛋白質有效被身體所利用，不然就達不到成效。

> 案例　根據上表以阿春來說，早餐可以 1 份饅頭加蛋及無糖豆漿 1 杯，午餐 1 碗飯及 2 塊滷豆包，下午喝 1 瓶透析配方奶，晚餐 1 碗飯加 2 塊傳統豆腐，這樣一天就有 9 份蛋白質攝取了。

4 選擇好澱粉，好油更健康

　　腹膜透析的腎友，營養真的很重要。首先要以維持理想體重為目標，攝取足夠熱量；再者要補充蛋白質，尤其是高生物價蛋白要佔總蛋白質攝取量的一半以上。提供人體熱量的主要營養素——碳水化合物和脂肪，腹膜透析的腎友，該如何正確攝取？

　　由於透析液中含有葡萄糖，會被人體的腹膜直接再吸收利用，根據使用透析液的濃度和總量以及腹膜的吸收情況，每天會從透析液中額外攝取 400 ～ 800 大卡的熱量，長期下來，容易使血糖、三酸甘油脂升高，產生高血糖、高血脂的問題。

　　因此，腹膜透析的腎友要留意醣類和油脂類的攝取。除了控制份量，以免熱量攝取過多之外，食物的選擇也很重要。在醣類方面，要了解每餐所需攝取的主食和水果份量，避免單醣類的攝取，尤其應避免精製點心如：蛋糕、小西點、餅乾、含糖飲料和果汁等等。

　　鼓勵使用未精製的雜糧，搭配米、麵等做為主食來源，例如：地瓜、玉米、南瓜等等。雜糧類雖為高鉀食物，但因腹膜透析者較不需限鉀，可以食用。但請特別留意，五穀飯、糙米、薏仁等全穀類，雖然有利於血糖的控制，但是由於含磷量高，屬於高磷食物，不適合需要限磷的腹膜透析腎友食用。

● 好澱粉（可攝取）

全穀類：糙米、五穀米、胚芽米、麥片、薏仁

雜糧類：地瓜、玉米、南瓜、馬鈴薯、蓮藕

※ 全穀類為高磷食物，腹膜透析需限磷者，不宜食用或酌量食用。

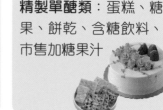

✖ 不好澱粉（應避免）

精製單醣類：蛋糕、糖果、餅乾、含糖飲料、市售加糖果汁

在油脂攝取的份量上我們也要注意，少吃油炸的食物和油脂含量高的食物，如酥餅、蛋糕等。烹調選用清蒸、汆燙後淋油拌或水炒的方式以減少過多油脂的攝取。油品的選擇，會建議使用植物油，並且可以根據油品的發煙點來做為烹調的選擇用油，例如：涼拌沾醬，可選擇初榨橄欖油、亞麻籽油；中高溫炒，可選用芥花油、葡萄籽油等。

另外，人們喜歡當零食的各類堅果和種子（例如：瓜子），也是提供好的油脂來源。但因為堅果種子類的磷含量高，也屬於高磷食物，所以腹膜透析的腎友還是要注意，視自身透析狀況，如果需要限磷，則不宜食用。

⭕ 好油（可攝取）

植物油：橄欖油、葵花油、葡萄籽油、苦茶油、堅果種子（腰果、瓜子、杏仁、花生）

※ 堅果種子為高磷食物，腹膜透析需限磷者，不宜食用或酌量食用。

❌ 不適合油（應避免）

動物性油脂：豬油、牛油、雞油、人造奶油

對於腹膜透析的腎友來說，澱粉、油脂的選擇原則與一般健康飲食無異，但因為受限於透析治療的飲食限制，在食物的選擇上我們需要注意「磷」的含量，在選擇好澱粉、好油的同時，也兼顧腹膜透析治療的特殊性，確保腹膜透析治療的效果。

5 戰勝高血磷，健康零負擔

「磷是『蝦米』？」、「我血磷高，但身體又沒有不舒服，為什麼要控制？」、「降磷藥還要配飯吃，真麻煩！」、「這食物高磷不能吃，那個也不能吃，不然是要吃什麼？」，這些對話都是日常醫護人員與腎友之間常見的對話，您也有一樣的心聲？

當您的血磷偏高時，大多數的醫護人員都免不了皺起眉頭，耳提面命一番。為什麼醫護人員會非常掛心腎友的血磷控制呢？因為我們內心都十分清楚，**為了長期維持透析健康，良好的血磷控制是關鍵中的關鍵**。控制血磷為什麼那麼重要呢？高血磷會帶來什麼不良的影響？讓我們一起來了解：

為什麼血磷會偏高？

磷是身體必需的電解質之一，也是組成骨骼的主要成分。此外，磷也是各細胞正常運作所必需的物質。大部分食物都含有磷，人體攝取含磷的食物後，過多的磷主要由腎臟及腸道排出。由於腎友的腎臟排磷的功能下降，會使磷離子滯留，堆積體內而出現高血磷的現象。

長期高血磷對身體的影響？

許多腎友高血磷發生時並沒有明顯的症狀，多半是抽血檢驗時的意外發現，因此腎友們容易輕忽血磷控制的重要性。然而，長期的高血磷會對身體健康產生三大不良影響：

★ 過多的磷會堆積在皮膚造成皮膚搔癢，影響生活品質及睡眠；更嚴重者會造成皮膚潰爛。

★ 高血磷會刺激副甲狀腺，造成副甲狀腺機能亢進，進而影響骨頭健康，增加骨質疏鬆及骨折的風險。

★ 最嚴重的是，過多的磷會與血中的鈣結合，無聲無息的堆積在心臟及血管壁，造成心血管鈣（硬）化，長年下來恐併發危急生命的心腦血管疾病（如突發性腦中風、心肌梗塞、心臟衰竭、足部血管阻塞等）。

血磷要如何控制？控制血磷的三種方法（缺一不可）

飲食控制

　　食物是最主要磷的來源，因此腎友應認識並減少攝取高磷的食物，包括全穀類（如糙米、胚芽米、麥片）、堅果類（如腰果、花生）、加工食品及調味料、肉湯、動物內臟、零食飲料、小魚乾、蛋黃、酵母（如養樂多、優酪乳、酵母粉）、一般奶類製品等。

　　腎友飲食的原則為：盡量選擇原形食物、新鮮食材，避免攝取含磷量高但營養價值低的食物。也要避免加工類食品及各式調味料，因為裡面含有無機磷添加物，這些添加物中的磷被腸道吸收的比率遠高於其他食材。

規律透析

　　每次透析過程可除去部分的血磷，所以腎友應配合醫師的治療建議，規律透析，平時切勿私自減少透析的次數。

降磷藥物的使用

藉由用餐時配合服用降磷藥物，減少腸胃道對磷的吸收。降磷藥物磨碎後，像灑胡椒鹽的方式，均勻灑在飯菜上一起食用，增加藥物與食物中磷結合的效果，進一步減少腸道的吸收。

健保給付的降磷藥物有鈣片及胃乳片。其中，鈣片為腎友最普遍使用的降磷藥物，但缺點是可能增加身體鈣的負荷，造成血鈣過高，加速血管鈣化；因此鈣質的總量攝取每日應少於 2000 毫克。而胃乳片降磷效果優於鈣片，但因為含重金屬——鋁，所以不適合長期使用，否則過多的鋁會堆積體內，影響腦部及骨頭的健康。由於傳統降磷藥物所含的鈣與鋁可能造成身體負擔，因此近幾年來醫藥界研發出不含鈣、鋁的降磷藥物，可提供腎友更多的選擇。然而，這些藥物價格較為昂貴，健保不予給付，腎友可衡量經濟狀況自費購買。（詳見第 169 ～ 171 頁）

血磷值每月達標

根據美國腎臟基金會（K/DOKI 準則）的建議目標如下：

1 血磷值
3.5 ～ 5.5 mg/dL。

2 血鈣值
8.4 ～ 9.5 mg/dL（2.1 ～ 2.4 mmol/L）。

3 血鈣與血磷乘積值
小於 55 mg^2/dL^2。

4 副甲狀腺素值
150 ～ 300 pg/mL。

腎友們不妨檢視自己每個月的檢驗報告，看看以上數值是否達到標準。

　　人體的血管就像家裡的水管一樣，需要時時保養。不同的是，水管用久了、壞了可以隨時替換，而血管硬化阻塞了，無法更換新的血管，後續迎來的將是各式的心血管疾病。未受控制的血磷及三高（高血壓、糖尿病、高血脂），正是加速血管硬化的元凶。因此，日常生活對於血磷及三高控制所付出的努力，絕對是長保血管健康的不二法門！

高磷食物表

食用建議	含磷量 200 毫克以下 ◎ 適量攝取
肉類 肉臟類	羊肉、豬肉、梅花肉、雞翅、雞腿
蛋及乳製品類	蛋白、水煮蛋、蒸蛋、茶葉蛋、皮蛋
穀物澱粉類	白飯、西谷米、麵粉、麵條、麵線、 米粉、饅頭、土司、麵包、蒟蒻、 芋頭、馬鈴薯、蘿蔔糕、玉米、地瓜穀物
乾豆類	冬粉、嫩豆腐、傳統豆腐、百頁豆腐、 豆奶、味噌、敏豆、毛豆、豌豆、菜豆
堅果類	栗子、菱角
甲殼海鮮類	吳郭魚、白帶魚、鮪魚
其他類 （飲料及加工食品）	太陽餅、牛舌餅、蛋糕、肉粽、 鮮肉雲吞、小籠包、素火腿、鮮肉水 餃、炸雞塊、素雞塊、魚餃、蝦餃、 燕餃、竹輪、麵筋、草菇、炸排粉

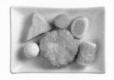

※ 1. 以上食物所含的單位每 100 公克所含的磷質量（毫克／100 公克）
　 2. 資料來源：行政院衛生署食品藥物管理局台灣食品成份資料庫（2016 年版）

含磷量 200 ～ 500 毫克	含磷量 500 毫克以上
⚠ 少量食用	✖ 避免食用

牛肉、鴨肉、雞胸肉、
動物內臟

鹹鴨蛋、滷蛋、鐵蛋、鵝蛋、
鵪鶉蛋、DHA 智慧蛋、煉乳、
奶精、奶粉、冰淇淋粉、

蛋黃、乾酪、羊奶粉、
抗氧化奶粉、調味奶粉
（果汁）、羊乳片、奶粉（脫脂
即溶）、高纖奶粉、全脂即溶奶
粉、脫脂高鈣奶粉、高鐵鈣脫脂
奶粉、高鈣高纖脫脂奶粉

高纖米、濁水米粉、刀削麵、
大麥、燕麥、蕎麥、黑糯米、
爆米花、綜合穀類、糙米麩、即食燕麥片

小麥胚芽、麥片、養生
麥粉、糙米、薏仁

日式炸豆皮、油豆腐、凍豆腐、豆干、豆
腐皮、素雞、黃豆、綠豆、紅豆、
豌豆果、豌豆罐頭、芝麻糊

山粉圓、烘烤黑豆、豆漿粉、
芝麻、芝麻醬、蓮子、雞蛋
豆腐

蠶豆、花生、開心果

腰果、杏仁、松子、葵瓜子、
南瓜子

魚肉、蝦仁、草蝦、魚鬆

烏魚子、魷魚絲、蝦米、
柴魚片、小魚干、蝦皮、干貝

貢丸、花枝脆丸、魚丸、魚酥、蟹味棒、
素食水餃、龍眼乾、臘肉、火腿、肉乾、
肉條、肉鬆、香腸、培根、蛋黃酥、披薩、
湯圓、芝麻包、豆沙包、巧克力、泡芙、
貢糖、芝麻糖、花生糖、乾海帶、咖哩粉、
油蔥酥、花椒粉、香蒜粉、辣椒
粉、蝦醬、沙茶醬、豆瓣醬、三
合一奶茶、即溶咖啡

健素糖、可可粉、花粉、
紫菜、蛋黃酥、
酵母粉、
大豆卵磷脂

6 避免血鉀過低

　　血液中的鉀離子主要負責調節肌肉活動和神經的功能，而腎臟為體內調控鉀離子重要的角色，鉀離子過多或過少都可能對身體造成傷害，慢性腎臟病常見為血鉀過高，然而腹膜透析腎友因透析液內不含鉀離子，執行透析過程中其鉀離子易被排出，而容易出現血鉀過低的現象，嚴重低血鉀可能會影響正常的心臟節律，甚至可能造成死亡。

★ 不限制高鉀食物，反而需適度補充。

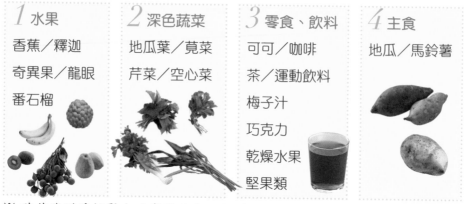

1 水果	*2* 深色蔬菜	*3* 零食、飲料	*4* 主食
香蕉／釋迦 奇異果／龍眼 番石榴	地瓜葉／莧菜 芹菜／空心菜	可可／咖啡 茶／運動飲料 梅子汁 巧克力 乾燥水果 堅果類	地瓜／馬鈴薯

※ 雖然腹膜透析腎友不常發生高血鉀問題，但仍須密切注意血鉀的檢驗數值。不能因為無需特別限制，反而過度補充造成反效果。

★ 因為鉀離子很容易溶於水中，如果是血液透析者，都會建議將蔬果泡水久一點，汆燙蔬菜後把水瀝掉不喝，水果也要切開後泡水。但腹膜透析就不用這麼做了，反而要避免將蔬菜長時間浸泡於水中，水果則於清洗後就可以切開食用。

★ 可多喝新鮮果汁，會增加鉀離子的攝取，但又不能太多，以免血糖過高。

7 維持血色素，以免貧血

當您每個月回診時，抽血報告中有一個項目叫做血色素，這是貧血的指標，當數值越低，表示貧血越嚴重。下面列出幾個關於貧血的小迷思。

1 貧血只要沒有症狀，就不用管它？

2 有吃肉，就一定不會貧血？

3 痔瘡出血，跟貧血沒有關係？

4 頭暈、疲倦、嗜睡一定都是貧血害的？

5 有貧血，所以不能運動？

貧血是慢性腎臟病最常見的併發症，很多患者貧血已經很長時間，身體適應偏低的血色素，平靜休息時往往沒有頭暈、疲倦或心跳加快等症狀。但如果因為沒有症狀就疏忽了，那嚴重的貧血將會加重心臟的負荷，短期後果是活動量稍微大一些就受不了，影響生活品質；長期後果是心臟衰竭更容易找上門，伴隨認知功能下降，死亡率增加。

愛吃肉的人也有可能會貧血。重點是要攝取鐵質、葉酸、維生素 B12 等營養素，骨髓才有造血的能力。也不是吃素的人就一定會貧血哦，素食中富含鐵質的食物很多，包括黑豆、紅豆、海藻、黑棗、櫻桃、金針等等。不過要注意的是，含鐵飲食的效果如果沒有改善貧血的狀況，建議還是依醫囑服用口服或針劑的鐵劑補充。

常見的慢性出血，除了痔瘡出血、上消化道出血，還有女性的月經流失。若您有心血管疾病，必須服用抗血小板藥物或抗凝血藥物，在出血急性期，請記得與專業人員討論服用劑量。

　　頭暈、疲倦、嗜睡雖然是貧血常見的原因，但也要小心其他潛藏的問題，包括洗肚子時會不會脫水太多？血壓有沒有按時測量？是否偏低？助眠的藥物與止痛藥物劑量偏高？腹膜透析導管周圍有無紅腫？排尿會不會疼痛？都需要注意。

　　有貧血所以不適合運動嗎？當然不是！運動不只有在操場連跑十圈或是日走萬步，使用簡單的彈力帶作阻力訓練也是運動。貧血的症狀主要來自心血管系統的耐受力不足，只要注意環境安全，避免跌倒，定時適量的運動，有助於強化身體整體的機能。許多血液透析的腎友已經在每次洗腎時加入簡單復健運動，腹膜透析的您，也該把運動納入生活清單裡了。總結一下，維持足夠血色素的 5 步驟：

維持足夠血色素的 5 步驟

步驟 1 身體有沒有其他部位出血？抗凝血的藥物有沒有遵照醫囑服用？

步驟 2 鐵質攝取足夠嗎？

步驟 3 會不會維生素 B 缺乏？

步驟 4 造血針有按時注射嗎？

步驟 5 透析量足夠嗎？脫水的量是不是下降了？

　　當找不出原因的貧血，原因可能是紅血球生成素反應不良、慢性發炎…等等，需再諮詢醫師，探查相關的疾病。

　　對治療貧血的好消息是，新型治療藥物不斷研發，總有方法能幫您維持足夠的血色素！

第三章》運動指南

1 治療性運動

運動訓練的目的之一便是協助推動體適能力往較高的程度邁進，以適應不同需求（如下圖）。

【優化的運動訓練】

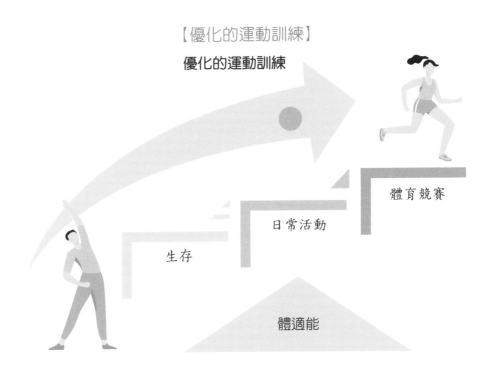

優化的運動訓練

體育競賽

日常活動

生存

體適能

治療師 「阿伯，你有運動習慣嗎？」

阿 伯 「有啊。」

治療師 「上次運動是什麼時候？」

阿 伯 「大概一個多星期前。」

治療師 「阿姨，妳有運動習慣嗎？」

阿 姨 「有啊！我每天都去公園。」

治療師 「都做什麼類型的運動啊？」

阿 姨 「就去公園甩甩手、動動腳，找朋友聊天。」

這些對話，是在復健科的治療室，物理治療師問病友時常得到的答案。這是很有趣的現象，病友覺得自己有運動，但其實如果時間隔很久，或是沒有消耗體能，這都不算是有「運動習慣」。

世界衛生組織 WHO 提出一項口號「運動即是良藥」，這個琅琅上口的口號改變了許多人的概念。但臨床上比較可惜的是，民眾時常誤解，既然是良藥，那應該入口即化，立即生效，偏偏運動產生的效益需要一段時間才能看到變化，所以如果沒有正確概念的人很容易灰心、半途而廢。養成運動習慣，一開始需要先建立正確概念，學習執行方式，挑選適合的運動套餐組合，隨時記錄，定時回顧成效，持續進階目標，最終成為生活的一部分。

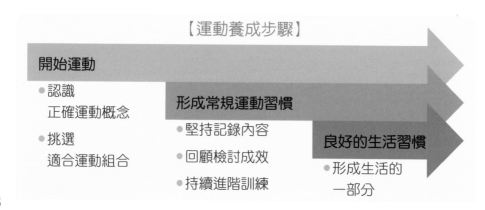

【運動養成步驟】

開始運動
- 認識 正確運動概念
- 挑選 適合運動組合

形成常規運動習慣
- 堅持記錄內容
- 回顧檢討成效
- 持續進階訓練

良好的生活習慣
- 形成生活的 一部分

運動的四大類型

運動類型分為有氧、肌力、平衡及柔軟度四大項、對應身體適能四大要素。

【體適能四大要素】

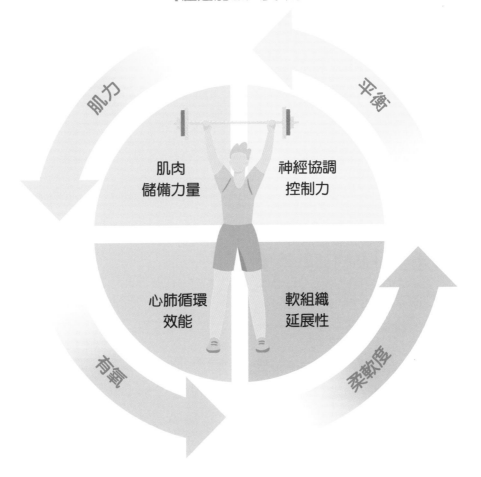

★ 有氧運動：可幫助身體提取氧氣能力，增加心肺循環。例如：馬拉松。

➡ 臨床上建議使用在體耐力不足的個案，增加身體續航力。

★ 肌力運動：使用較高阻力來挑戰肌肉儲存之最高收縮力量。例如：槓鈴運動。

➡ 當身體能產生的最高力量下降，容易導致執行較高強度活動時遇到困難，譬如爬樓梯感覺到困難及危險。可利用肌肉訓練來強化雙腳伸直力量，增加垂直支撐能力。

★ 平衡運動：鍛鍊神經協調性，控制身體在不同環境中的穩定。例如：太極拳。

➡ 良好的神經控制表現，可以該放鬆時放鬆、該出力時出力，遇到危險時可以及早反應，減少受傷的機會。

★ 柔軟度運動：適當增加肌肉纖維延展性來避免傷害。例如：伸展操。

➡ 運動訓練常見骨骼肌肉損傷，運動前後使用伸展動作來減少可能產生痠痛的風險。

腹膜透析腎友的運動需求

腹膜透析常見三大問題：早期衰弱、慢性病控制不佳、不良姿勢誘發的肌肉痠痛。

★ 臨床上研究發現使用腹膜透析的腎友，體能常常只有同年齡層的一半，早期衰弱普遍存在。而運動的介入，對於衰弱的預防及延遲有其效益，顯示正確的訓練不一定增加受傷風險，反而可以提升日常活動表現，讓生活的品質有所提升。

★ 運動對於腹膜透析腎友的血糖、血脂、血壓控制都有幫助，能有效預防糖尿病或延緩控制糖尿病情進展，減少心血管疾病的發生率。

★ 腹膜透析治療策略是利用灌注透析液進入腹腔，利用滲透原理交

換身體廢棄產物。因腹膜層後面是臟器層，所以當灌注額外體液時易造成身體重心偏向前側，進而改變腰椎角度，形成不良壓力點。若藉由運動適當強化脊椎中軸穩定，減少錯誤壓力來源，可改善不必要的疼痛及減少軀幹前側肌肉的負擔。

2 運動方式及建議

步驟 1：判別可否居家自我練習

1 建議在專家監督下執行運動

★ 剛開始使用透析前三個月。

★ 無症狀的嚴重冠狀動脈疾病個案（須由心臟科、腎臟科或復健科醫師評估運動風險）。

★ 衰弱量表分數大於 3 分且以前沒有運動的習慣（見衰弱量表）。

2 可居家自我運動

★ 排除上述條件。

衰弱量表

體重減輕	□ 一年減輕 > 5 公斤
疲憊感	□ 一週超過 3 天感覺到有氣無力
力量下降 （需要藉由握力器測量）	□ 男性 < 26 公斤；女性 < 18 公斤 或常規活動明顯感力不從心
行走速度變慢	□ < 0.8 公尺／秒
低身體活動量	□ 男性 < 383 卡／週；女性 < 270 卡／週

※ 符合條件得 1 分，總分 5 分

步驟2：若有不適合運動的症狀，立刻停止

心臟衰竭症狀、低血糖監測、疝氣症狀

1 心臟衰竭症狀

腫：眼窩、四肢末梢水腫急速增加；3天內體重多3公斤。

喘：平躺睡覺會呼吸困難，需要高坐姿下才能入眠；一活動便覺得比以前喘。

累：前一天無特別活動或運動時身體較以往疲憊無力；3天前可完成的事情，現在做起來很辛苦。

2 低血糖監測

運動前：血糖低於100。

運動中：大量盜汗、眼花看不清、出現突發性無力感。

3 疝氣症狀

時常感覺到腹股溝腫脹痠軟或有腹部不正常凸起、陰囊水腫、下肢水腫等症狀。

※ 1. 已排除疝氣及腹膜炎風險之個案若仍容易活動下腹痛，建議可使用軟性束腹支撐腹部，減少活動時體液晃動造成之不適。

　2. 運動中只要感覺有任何低血糖症狀，務必立刻停下來休息。

步驟3：記錄運動內容

　　運動的目標是要補足或強化身體不足的要素，設立目標、明確記錄才能幫助身體往更好的方向邁進。記錄內容應該包含運動類型（Type）、強度感受（Intensity）、訓練時間（Time）、頻率（Frequency）及週期（duration）等內容。

日期	運動類型	強度感受	訓練時間	頻率	週期
範例	快走	運動中：自覺用力分數：13	每回合執行5分鐘快走後休息一分鐘，總共完成30分鐘	一週三天	6週
範例	登階	運動中：自覺用力分數：14	每30秒休息一分鐘，總共執行五回	一天兩次每週三天	5月17日到6月12日

※ 次：一天幾次；回：一次運動內容含幾回合組合。

★ 運動類型：執行的方式，例如：走路、有氧體操、登階運動等方式，可依據喜好或是方便性而設定。

★ 強度感受：建議使用「自覺用力分數」評量強度是否合宜。建議至少在 12 分以上強度。

★ 訓練時間：運動總時間內是使用連續或是分段訓練。一開始可用少量多次的方式，計算一天中總時數，最低單位為一次 10 分鐘（含中間休息時間），若感覺能力進步可增加一次訓練時長。

★ 頻率：一週預計幾次或是一天預計幾次。

★ 週期：預計本次訓練進行週數或起訖日期，一般建議訓練至少 6 ～ 12 週效益才能感受到。

自覺用力分數評量表

分數	感覺	想像情境
6	完全沒有用力的感覺	躺在床上
7	極之輕鬆	躺著滑手機
8		
9	非常輕鬆	坐著滑手機
10		
11	輕鬆	可以聊天
12		
13	有點辛苦	有點喘，但可以說話
14		
15	辛苦	呼吸喘，而說話斷續
16		
17	非常辛苦	呼吸很喘，會避免說話
18		
19	極之辛苦	累到連腳都快抬不動
20	盡最大努力	只想躺著休息

步驟 4：運動成效評估

　　運動訓練前後若能進行身體功能測試，可以了解執行運動的過程中是否有需調整的地方。選擇一到兩項測試內容，運動前後使用相同評估方式來確定運動效果。以下為建議測試方式：

1 生活品質量表 -SF-12（註 1，第 164 頁）

執行方式：依表格內容進行自我測量，總共七大題 12 小題，分數越高越佳。

2 五次起立坐站測試

執行方式：坐於 45 ～ 53 公分高的椅子上，雙手抱胸，由坐到站時需要達到挺胸直腰，膝蓋全直才算一次，經行五次測驗，計算完成秒數。測驗過程中強調動作的標準性，以自身能力下快速完成五次動作。一般認為年紀大於 65 歲者秒數若高於 12 秒可能有下肢肌肉力量不足的問題，大於 15 秒有跌倒風險。其他年齡層的平均表現可參考（註 2，第 165 頁）。

3 二分鐘原地踏步測試

執行方式：側邊站立牆邊，找出大腿一半長（膝蓋到髂骨長的一半）的相對高度，然後在牆面使用膠帶標記位置。測試時間 2 分鐘，開始後原地踏步（而不是跑步），將每個膝蓋抬高到牆面標記，在 2 分鐘內盡可能多次。只計算右膝達到要求高度的次數。中間感疲憊時可休息，但是秒數繼續計算直到兩分鐘結束。在測試結束時，慢走一分鐘，讓他們冷靜下來。平衡能力較差者可以使用扶著穩固的椅背進行測試。完成次數低於 65 次者身體功能較弱（註 3，第 165 頁）。

　　臨床上有許多測試方式，但礙於環境設備等考量，建議可使用上述 3 種方式進行簡易評估。若想知道更全面的體適能程度，建議到相關醫療單位進行測試。但是評估的重點是確定自己是否因為運動訓練而獲益，主要是自己跟自己的數據比較，了解身體的狀態朝改善的方向發展，建議兩次評估的時間間隔至少六週。

（註1）生活品質量表-SF-12

1. 一般而言，你對目前的健康狀況是？

極好的	很好的	好	普通	不好
5	4	3	2	1

2. 下面一些日常可能從事的活動，請問目前的健康狀況會不會限制您從事這些活動？如果會限制多少？

活動	受很多限制	受到一些限制	完全不受限
中度程度活動，如搬桌子、拖地、打掃	1	2	3
走路10分鐘	1	2	3

3. 過去一個月內，您是否曾因為身體健康問題，而在工作上或日常生活活動有下列問題？

	是	否
完成的工作量比您想完成的較少	1	2
可以做的工作或其他活動的種類受到限制	1	2

4. 過去一個月內，您是否曾因情緒問題，而在工作上或其他日常生活活動有下列問題

	是	否
完成的工作量比您想要完成的較少	1	2
做工作或其他活動時不如以往小心	1	2

5. 在過去一個月內，您身體的疼痛程度有多嚴重？

完全不痛	非常輕微的痛	輕微疼痛	嚴重的痛	非常非常嚴重的疼痛
5	4	3	2	1

6. 在過去一個月內，您的感覺及您對週遭生活感受為何？

	一直都是	大部分是	經常	有時	很少	從不
您覺得心平氣和	6	5	4	3	2	1
您精力充沛	6	5	4	3	2	1
您覺得悶悶不樂和憂鬱	6	5	4	3	2	1

7. 在過去一個月內，您的身體健康或情緒問題有多少時候妨礙到您的社交活動？

一直都會	大部分時間	有時候會	很少會	從不會
1	2	3	4	5

總分：

（註 2）Bohannon, 2007 社區族群資料

平均	最低～最高
19～49 歲	4.1～11.5 秒
50～59 歲	4.4～9.1 秒
60～69 歲	4.0～15.1 秒
70～79 歲	4.5～15.5 秒
80～89 歲	7.8～16 秒

（註 3）

年齡（歲）	女性／完成次數	男性／完成次數
60～64	75～107	87～115
65～79	73～107	86～116
70～74	68～101	80～110
75～79	68～100	73～109
80～84	60～90	71～103
85～90	55～85	59～91
90～95	44～72	52～86

Rikli, Jones 1999

3 室內可做的運動

　　腹膜透析腎友因腹腔內透析體液多少會影響腹部肌肉收縮，造成軀幹力量不平衡，對動態活動或運動的耐受度較差。一開始可挑選身軀晃動較小的動作當作訓練方式，例如快走改成踏步等方式。研究上並無實證表示運動訓練會增加疝氣等副作用，若能循序漸進逐漸增加運動強度，觀察運動中及運動後身體感覺其實並無太大限制。

貼牆雙手腳斜向抬舉

★ 設備：無障礙物牆面、寬鬆衣褲、椅子。

★ 姿勢：站姿下頭頸及身軀緊貼牆面，以牆面當作支點雙腳向前移動兩步，但身體依舊保持緊貼牆面，平衡較差者可單手支撐椅背。

步驟一 膝蓋緩慢彎曲，頭頸身軀緊貼牆面下滑至自身可承受範圍。

步驟二 雙手抬起與地面水平，若已經感覺到吃力可維持在步驟二動作 10 秒後返回起始位置。

步驟三 雙手小幅度進行上下左右晃動，維持 10 秒或感維持姿勢吃力（自覺用力分數 12 ～ 13）時返回起始位置。完成以上動作為一個回合。依據自身能力選擇回合數，不勉強執行完成。

※ 運動過程中頭頸腰背需緊貼牆面，若為了平衡而持續離牆則需要減少膝蓋彎曲角度。

間段式抬膝運動

★ 設備：計時工具需可觀看秒數，椅子。

★ 姿勢：站姿，手握椅背，身體挺胸，維持正中穩定。

步驟一 側邊站立牆邊，找出大腿一半長（膝蓋到髂骨長的一半）的相對高度，然後在牆面使用膠帶標記，此標記為後續訓練時膝蓋抬起高度的基準。

步驟二 先輕鬆以舒適速度原地抬膝 3 分鐘。

步驟三 手握椅背下，以較快速度進行抬膝訓練運動（自覺用力分數 12 ～ 13），30 秒後原地慢速踏步 60 秒（自覺用力分數 9 ～ 10），完成以上為一個回合。依據自身能力選擇回合數，不勉強執行完成。

步驟四 最後結束前需慢速行走 1 ～ 3 分鐘才能休息。

背部肌肉訓練

★ 設備：桌子，水瓶。

★ 姿勢：站姿，身體挺胸收腹，維持正中穩定。

步驟一 形成弓箭步。

步驟二 側邊單手（前腳側）支撐桌面，身體自然前傾但仍需要保持身體直立挺胸收腹，維持正中穩定。

步驟三 對側手（後側腳）手握適宜水瓶，肩肘向後拉抬，這時應該感覺到手臂後側及肩胛位置有出力收縮感覺。

步驟四 維持出力狀態 3～5 秒後，慢速回到起始位置。

※ 水瓶重量依據能力挑選，體積過大不易拿取時可放置適當提袋內，再抓緊提袋施力。

髖屈肌拉伸

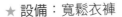

★ 設備：寬鬆衣褲

★ 姿勢：站姿（一手支撐穩定椅子）或側躺下執行。

步驟一 動作腳腳後跟向臀部靠近。

步驟二 同側手握住動作腳腳踝，出力使腳跟靠近臀部。

步驟三 感覺到髖部前側有伸展痠痛感後維持 30 秒，後返回起始位置。

※ 運動中出現任何低血糖症狀需立刻停下休息。

　　運動訓練是取相對值，對於行走感覺困難的人來說，可能「坐到站」這個動作便達到運動的強度；對於每天種田的人而言，「舉水瓶」可能過於簡單。其實任何類型的運動都有其好處及該注意的地方，鼓勵腎友要多方嘗試，找出自己最能接受的訓練方式。

　　好好利用運動來補強不足的地方，測試現有能力表現，儲備充裕的體適能以便預防突發的生理狀況。最重要的是「開始運動」，並「記錄及回顧評估」，來養成最適合的運動模式，讓運動習慣融入日常生活中。

167

第四章》用藥與疫苗

1 常用的藥物

「開那麼多藥,光呷藥就飽了!」、「吃這麼多藥,身體負擔很大吶!」藥量偏多,是許多腎友共同的心聲。為了達到疾病控制的理想標準,醫師會開立不同的藥物來協助維繫身體的健康。但是您知道醫師為什麼要開立這些藥物嗎?它們對身體的作用是什麼呢?

改善貧血好幫手──紅血球生成素(EPO)與鐵劑

腹膜透析雖然可取代腎臟調節水分、毒素及維持電解質平衡的功能,然而腎臟原具有分泌紅血球生成素以刺激骨髓造血的功能,並無法藉由腹膜透析維持,因此腎友容易出現貧血的現象。貧血除了會造成疲倦、無力、頭暈、喘,長期甚至會對心血管造成不良的影響。在三、四十年前,對於透析腎友的貧血治療,除了輸血及鐵劑補充外,並沒有適當的治療方式。所幸,紅血球生成素在 1977 年從尿液中被發現,經過 1983 年的基因定序,隔年使用基因重組的技術開始製造紅血球生成素。自此之後,大大改善了腎友貧血的困擾。

目前紅血球生成素建議由皮下或靜脈注射,由於腹膜透析不像血液透析有動靜脈廔管,故腹膜透析腎友的紅血球生成素大部分經由皮下注射。

除了定期注射紅血球生成素外,為達到有效率的造血,還需仰

賴足夠的造血原料——鐵質。在一般情況下，老化的紅血球在脾臟破壞後進入肝臟，藉由膽汁排出，而大部分的鐵質會再經由腸胃道吸收回人體，故一般人對於鐵質的補充需求甚少。但對於透析腎友而言，因尿毒素以及慢性發炎造成紅血球壽命短少，再加上鐵質在身體利用與腸胃道的再吸收也會受到抑制，使得腎友們容易出現貧血及鐵質缺乏的情形。因此，醫護團隊會為腎友定期抽血，檢測身體的鐵質是否足夠，若有缺乏的情形，則開立口服鐵劑補充。若造血效果不佳或鐵質缺乏較嚴重者，則考慮直接從靜脈補充。

儘管日常飲食中，一般紅肉、內臟、全穀及乾果類食物均富含鐵質，但由於腎友的腸胃道吸吸鐵質的效率有限，且上述食物的磷含量較高，不建議腎友大量補充。

鈣磷平衡有玄機——降磷藥物

長期鈣磷控制是否得宜，是維持腎友健康十分重要的關鍵。鈣磷失衡的結果，除了前述提到會造成副甲狀腺機能亢進外，更會加速血管的硬化，大大增加腎友罹患心血管疾病的風險。規則的透析治療、避免高磷食物的攝取、及降磷藥物的使用，是維持鈣磷平衡的三大要素（降磷藥物詳見第 170、171 頁）。

降磷藥物，是藉由結合腸胃道的磷離子來減少吸收，因此需要在用餐的過程，與食物一起嚼碎服用。降磷藥物依照成分大致可分為三類：鈣片、鋁片及不含鈣鋁之新型藥物。鈣片是最便宜有效且最常使用的降磷藥，較常見的副作用為血鈣過高及便秘；過多的鈣也可能累積在血管壁，造成血管鈣化。鋁片的降磷效果較鈣片更強，但鋁為重金屬，腎友長期使用會堆積在腦部及骨頭造成病變，故不宜長期服用。

新一代不含鈣鋁的降磷劑，對心血管、腦部或骨質不會造成負擔，但因價格較高，目前仍屬於自費藥品。磷減樂是樹脂類化合物，不會被腸胃道吸收，但會有較多的腸胃道副作用；拿百磷的成分是檸檬酸鐵，除了結合磷離子外，還有補充鐵質的效果。福斯利諾的成分是碳酸鑭，藥物效果是降磷藥中最強的，但費用也最高。

治療副甲狀腺機能亢進──維生素 D3（Vitamin D3）與銳克鈣（Regpara）

副甲狀腺是位於頸部甲狀腺後方四個約豌豆大小的腺體，負責調節血中鈣與磷離子的平衡。在人體血鈣不足及血磷過高的情形下，會分泌副甲狀腺素來分解骨頭裡的鈣質來改善血鈣的不足，同時刺激腎臟排磷來改善血磷過高。

各類降磷藥物的比較

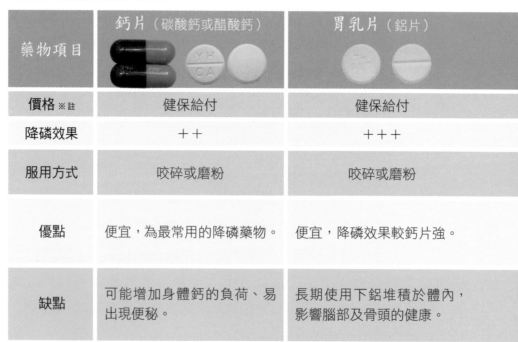

藥物項目	鈣片（碳酸鈣或醋酸鈣）	胃乳片（鋁片）
價格 ※註	健保給付	健保給付
降磷效果	＋＋	＋＋＋
服用方式	咬碎或磨粉	咬碎或磨粉
優點	便宜，為最常用的降磷藥物。	便宜，降磷效果較鈣片強。
缺點	可能增加身體鈣的負荷、易出現便秘。	長期使用下鋁堆積於體內，影響腦部及骨頭的健康。

※ 註：藥物的價格可能依醫療院所、時間不同而有所差異，僅供參考。

　　然而，隨著腎臟功能的流失，腎臟排出磷離子減少，使得血磷容易上升。再加上腎友體內維生素 D 活性不足及鈣磷結合沉積在血管及組織，使得血液中鈣離子減少。血中磷離子增加而鈣離子減少的狀態，會刺激體內的副甲狀腺素分泌。在長期的刺激下，副甲狀腺會增生而分泌更多的副甲狀腺素，此時我們稱為次發性副甲狀腺機能亢進。長期的副甲狀腺機能亢進會對骨質造成不良的影響，因而增加骨折的風險。

　　有效預防副甲狀腺機能亢進的根本之道，是從源頭下手減少飲食中高磷食物的攝取，避免高血磷的發生。此外，醫護人員也會視情況使用口服維生素 D3，來抑制副甲狀腺的功能，並定期根據血中電解質及副甲狀腺的活性來調整維生素 D3 的劑量。

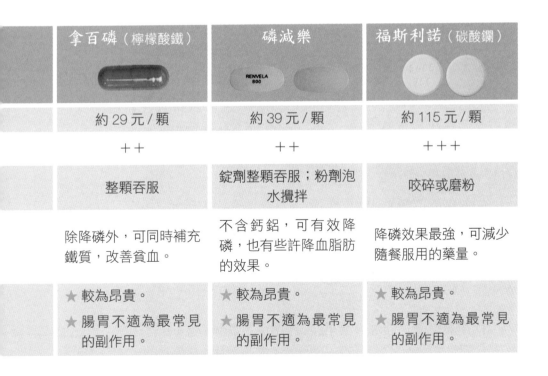

拿百磷（檸檬酸鐵）	磷減樂	福斯利諾（碳酸鑭）
約 29 元／顆	約 39 元／顆	約 115 元／顆
＋＋	＋＋	＋＋＋
整顆吞服	錠劑整顆吞服；粉劑泡水攪拌	咬碎或磨粉
除降磷外，可同時補充鐵質，改善貧血。	不含鈣鋁，可有效降磷，也有些許降血脂肪的效果。	降磷效果最強，可減少隨餐服用的藥量。
★ 較為昂貴。 ★ 腸胃不適為最常見的副作用。	★ 較為昂貴。 ★ 腸胃不適為最常見的副作用。	★ 較為昂貴。 ★ 腸胃不適為最常見的副作用。

銳克鈣是一種新型強效的口服「擬鈣劑」，即使在維生素 D3 治療反應不佳時，仍可有效控制副甲狀腺機能亢進。藉由結合在副甲狀腺體上偵測鈣離子的開關，達到抑制副甲狀腺素的效果。銳克鈣的使用，可有效減少腎友因副甲狀腺無法控制，而需開刀切除腺體的困擾。然而，由於藥價昂貴，目前健保並不給付，有需要的腎友需自費購買。最常見的副作用是血鈣下降，造成手腳麻木和抽筋等症狀，嚴重甚至會有心律不整。故在使用這類藥物時，除了監測副甲狀腺素的濃度外，還需監測血液中鈣離子的濃度，以防低血鈣的產生。

微量營養素──葉酸（Folic acid）、維生素 B 群

葉酸及維生素 B 在體內是不可缺的微量營養素，也是維持全身各部位機能運作的重要成分。在透析過程中，葉酸和水溶性維生素會隨著腹膜透析液流失，因此腎友需適度的補充葉酸及維生素 B 群。

尿與不尿之間──利尿劑

腎友在進入透析初期，通常仍保有小部分的腎臟功能。針對仍有尿液的腎友，醫師可能開立利尿劑使用，藉由排出較多的尿量，減輕腹膜透析脫水的負擔，讓水分的控制更得心應手。

解便通暢無負擔──軟便劑

由於腹膜透析需腹腔的容積作為物質交換的環境，腸胃道的暢通是個格外重要的議題。長期便秘，不只影響心情，還會影響透析液進入腹腔後交換的效果，甚至造成透析液引流的障礙。腎友平時除了養成規律運動的好習慣及適度攝取蔬果外，也可適時使用軟便劑。

軟便劑分為許多種，大部分皆適用於腹膜透析。

然而，有一類稱為「膨脹性軟便劑」，需同時服用許多水，增加大便的體積來刺激腸胃道排便，為避免水分過多造成水腫及肺積水，此類軟便劑較不建議腹膜透析腎友使用。

2 疫苗防護不可少

　　感染性疾病是造成腎友生命威脅的常見原因之一，主要是因為慢性腎臟病會造成免疫力下降，再加上腎友們普遍有較多共病症，要是不幸感染，較易演變成嚴重敗血症而危及生命。因此，疾病的預防對腎友來說非常重要，而接種疫苗就是預防疾病的重要手段之一。透過疫苗接種，讓身體產生抗體對抗病菌，提升免疫力，是很理想的疾病預防方式。

　　由於腎友的免疫力普遍較一般人低，打了疫苗較不容易產生足量的抗體、甚至抗體產生後維持的時間也較短，導致整體保護效果較常人差，因此接種後有可能會需要提早監測抗體濃度、甚至追加劑量。以下提供腎友關於各種常見疫苗的資訊。

新冠病毒疫苗

　　自 2019 年新型冠狀病毒肺炎（COVID-19）爆發以來，在全球各地肆虐，奪走了無數寶貴生命，台灣在 2021 年 5 月爆發社區傳染，全民陷入新冠恐慌。截至目前為止，在台灣死亡率大約是 0.16％；其中年紀大、共病症多的患者較容易演變為重症、入住加護病房、使用呼吸器、甚至是死亡。不幸的是，透析患者一旦得到新冠肺炎，死亡率幾乎是一般人的 10 倍。

戴口罩、避免群聚、勤洗手等，都是非常重要的自身防護的方法。而達到新冠疫苗的高群體覆蓋率，將是未來全世界要走出疫情、回復往日生活的唯一可行方法。藉由疫苗施打，既可以減少新冠肺炎傳播，也可以降低重症率及致死率。

目前衛福部核准的所有疫苗，對於預防重症和死亡，都有良好的效果。而透析腎友為公費施打對象，台灣腎臟醫學會也建議所有透析腎友，只要沒有特殊情況，都應該要施打新冠疫苗。至於什麼是特殊情況呢？例如 AZ（AstraZeneca）疫苗，極少數會出現血小板低下、血栓的副作用，孕婦、避孕藥或肝素（抗凝血劑）使用者，請與血液科醫師討論後，再決定是否施打。

所有的疫苗都會引發免疫反應，都有可能會造成不舒服、發炎反應、類似流感症狀（頭痛、肌肉痠痛、發燒等），所以如果最近有任何不穩定的狀況（胸悶、喘等）、慢性疾病沒控制好（心臟病、肺部疾病等）、急性病症（感染、發燒等），則請先暫緩施打，待慢性病控制穩定、急性病症痊癒之後，經醫師評估再行施打。總而言之，接種疫苗前若有疑慮，請與您的醫師好好討論，把風險降到最低。

最後提醒腎友，並不是打了疫苗就百毒不侵，標準防護措施，包括：戴口罩、勤洗手、避免體液曝觸、飲食作息正常、增加免疫力，還是防疫的根本原則，千萬要遵守。

肺炎鏈球菌疫苗

肺炎是造成透析病患感染症的常見原因之一，尤其在年紀較大的腎友，而肺炎鏈球菌又是造成肺炎最常見的病原體之一。根據美

國疾病控制與預防中心對慢性腎臟病患的疫苗接種建議，腎友們應接受 13 價及 23 價肺炎鏈球菌疫苗接種。

簡單來說肺炎鏈球菌（Streptococcus pneumoniae）有很多種，疫苗也因此根據不同的菌株有不同的選擇，目前常見的 13 價及 23 價疫苗分別可以對抗 13 種及 23 種不同血清型的肺炎鏈球菌種。75 歲以上的腎友可公費施打一劑，較為年輕的腎友則可考慮自費施打，提高免疫力，請諮詢您的醫師來做進一步的評估與安排。

流行性感冒疫苗

腎友千萬不可輕忽季節性的流行性感冒，雖然輕症可能只會造成肌肉痠痛、頭痛發燒等流感症狀，嚴重的感染卻每年奪去無數生命、造成嚴重後遺症。

根據美國疾病控制與預防中心對慢性腎臟病患的疫苗接種建議，每年都應該接受去活性流感疫苗的注射，施打時機大約是每年的 10 月份到 11 月份。除了對蛋、乳膠過敏等特殊族群，大多數人都可以接受注射，而且可與肺炎鏈球菌疫苗同時施打。

B 型肝炎疫苗

B 型肝炎是台灣的國病，雖然從民國 75 年開始全面替嬰幼兒施打疫苗後，國人 B 型肝炎的盛行率顯著下降，但由於 B 型肝炎主要經由血液、體液傳播，而血液透析腎友每次治療皆需要扎針，是感染的高危險群。所以，不具有 B 型肝炎抗體的血液透析患者應該接受 B 型肝炎的疫苗接種。腹膜透析腎友雖然受到感染的風險較低，但仍建議施打。

不過由於腎友免疫能力較差的緣故，接種疫苗的效果也較差。B型肝炎疫苗（Engerix-B）的接種會需要自費施打四次 （也就是第 0/1/2/6 個月，每次各打兩劑，共 8 劑），比起一般人只需要施打三劑（第 0/1/6 個月，每次各打一支）的費用超出許多，即使如此，施打完整 B 肝疫苗後成功產生抗體的機率並不理想，僅只 50 ～ 60％。

因此，建議不具有 B 型肝炎抗體的腎友主動與您的腎臟科醫師討論，做出最合適的決策。

帶狀皰疹疫苗

帶狀皰疹，俗稱「飛蛇」或「皮蛇」，是由水痘帶狀皰疹病毒感染所引發。此病毒在年幼初次感染時以 "水痘" 表現，痊癒後會潛藏在人體神經節中伺機而動，在免疫力低下時再次活躍，於皮膚上形成帶狀群聚分佈的水泡。此水泡不僅刺痛難耐，在 2 ～ 4 星期痊癒後疼痛仍可持續數月至數年。另外，水泡生長在臉部眼睛周圍皮膚，會有失明的危險。

隨著年紀增長，罹患帶狀皰疹的風險也會增加。腎友的免疫力較一般人低下，得到帶狀皰疹的風險是一般人的 2 倍，而施打帶狀皰疹疫苗可降低約四成的感染風險。然而，帶狀皰疹疫苗價格昂貴，健保並不給付；此外，帶狀皰疹疫苗屬活性減毒疫苗，免疫力嚴重低下者（如使用免疫抑制劑及高劑量類固醇）不宜施打。50 歲以上的腎友若有需求，可與照顧您的醫護團隊進行討論。

第五章》小心併發症

1 感染性併發症

導管出口處感染

導管出口處紅、腫、熱、痛、出現分泌物

有肚量家族 經驗談

張女士是家庭主婦，腹膜透析 7 年，她是選擇連續性可活動式腹膜透析，一天換 4 次透析液，平日無特別的休閒娛樂，每天會到家裡附近的校園散步一小時。那天張女士打電話來醫院找護理師，說她前幾天洗澡時不小心，導管出口處浸泡到水，有立刻清潔導管出口，覺得應該沒事，最近兩個孫子回家裡住，她要照顧孫子，活動量比較大，今天覺得導管出口處隱隱作痛，換藥的時候發現紗布上有流出很像膿的東西，擔心是不是發炎了？

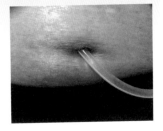

護理師會談及觀察評估》

護理師 我們先到診療間看看導管出口的樣子。

護理師 （協助檢視導管出口）妳的導管出口處發紅、腫腫的、四周圍也熱熱的，還有膿樣的分泌物，（觸壓導管出口），這樣壓出口，會痛嗎？

張女士 觸壓導管出口周圍會痛，自己也覺得熱熱的。

護理師 這兩天有發燒嗎？

張女士　沒有。

護理師　（以棉棒清潔導管出口）有一些膿，大約 1.c.c，先做細菌培養看看。

張女士　（焦慮緊張的詢問）怎麼辦？管子是不是會拔掉？

護理師　妳不要擔心，先採檢分泌物作細菌培養，醫師會先開口服抗生素及抗生素藥膏做治療。每天記得保持導管出口清潔、乾燥，不要再浸泡到水。還有加強換藥，一天換 2～3 次藥。

> **護理師愛的叮嚀**
> 　　腹膜透析導管是腎友的生命線，導管出口發炎，會影響到導管使用的壽命，若控制不當，更可能往腹腔內蔓延，造成腹膜炎。

導管出口處發炎會有那些症狀？

　　導管出口處發炎時，腎友會感覺到導管出口處有紅、腫、熱、痛或出現膿樣的分泌物，也可能會有發燒的情形。

如果導管出口處發炎要怎麼照護？

1 立即返回腹膜透析中心，由護理師檢查導管出口及採檢分泌物作細菌培養。

2 根據細菌培養報告結果（約 3～5 天），調整抗生素繼續治療，直到導管出口處發炎完全消失。

3 加強導管出口處換藥，一天 2～3 次，換藥要遵守無菌技術。

4 保持清潔、乾燥，洗澡時要特別注意，不能讓導管出口浸泡到水，若流汗發現紗布有浸濕的情形，就要立即更換紗布。

5 遵照醫師指示服用口服抗生素，以藥膏擦拭導管出口。

6 導管要適當的固定，避免拉扯。

7 保持身體及衣物的清爽清潔。

導管出口處長瘜肉

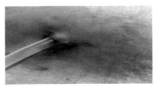
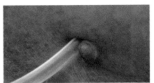

有肚量家族 經驗談

秦先生是一名公務員，平日有慢跑運動的習慣，腎衰竭後，選擇機器執行夜間腹膜透析治療已6年，白天腹腔未留置透析液。近日秦先生回診時焦慮地表示，最近導管出口處換藥時，發現紗布上會有一點血跡或分泌物。自己有試著壓一壓導管出口處看看，不會覺得痛也沒有什麼不舒服，很擔心是不是發炎了？

護理師會談及觀察評估》

護理師 別擔心，我們先到診療間看看導管出口的樣子。

護理師 目前導管四周看起來沒有紅腫的情形，摸起來也不會熱熱的。會痛嗎？

秦先生 不會痛，但是覺得出口的地方有時候會癢癢的。

護理師 我用棉棒先清潔看看。

護理師 你導管出口處下方有大概0.2公分×0.2公分大小、紅色的小瘜肉，棉棒擦拭時有點流血的情形，不過沒有膿樣的分泌物。

護理師 最近你的日常活動跟以前有什麼不一樣嗎？

秦先生 因為開始腹膜透析治療，身體覺得好多了，所以慢慢開始恢復之前慢跑的習慣。

護理師 那很好啊！因為你白天腹腔並沒有留置透析液，慢跑應該不會讓你覺得肚子重重的，不舒服。

秦先生 我每天傍晚慢跑5公里，身體流汗後回家就會洗澡、換藥，真的很小心。

護理師 　那你慢跑運動時，腹膜透析導管有固定好嗎？

秦先生 　就跟開始治療時候一樣，用內褲包覆著固定而已。

護理師 　那可能不太夠。因為之前你還沒恢復慢跑習慣，導管不太會牽扯到。但慢跑時腹部的肌肉牽扯較多，可能會拉扯到你的導管，導管出口處反覆摩擦下，就容易受傷，形成瘜肉。

秦先生 　那現在要怎麼處理？

護理師 　主要還是要把導管固定好，還有加強換藥，然後再請醫師開藥治療瘜肉，別擔心。

護理師愛的叮嚀

　　當換藥時發現紗布上有分泌物或血跡時別驚慌，可以回到醫院請護理師幫你檢視導管出口處，看是長瘜肉或是導管出口處發炎？管路固定不牢，導管出口處的反覆摩擦發炎容易造成瘜肉。

導管出口處長瘜肉別驚慌！長瘜肉原因是什麼？

【什麼情況可能會長瘜肉？】

1 管路固定不良或拉扯引起導管出口處的摩擦。

2 導管出口處受傷，傷口感染引起。

3 不正確的導管出口處照護。

4 個人衛生習慣不良。

【如何不要讓瘜肉找上門？】

1 平時的生活習慣要注意以下事項

● 避免導管出口處受磨擦、壓迫、拉扯。

● 導管要適當的固定，勿穿太緊的褲子及繫過緊的皮帶。

2 出現瘜肉的照護原則

- 若瘜肉太大，護理師會在換藥時，使用濃度20%硝酸銀把瘜肉點除，或請腎友求診皮膚科，有時瘜肉不會點一次就消失，需要多次漸進式點除，瘜肉才會慢慢消失不見。

- 導管出口一天換藥2～3次，保持導管出口清潔、乾燥。

- 遵照醫師指示使用抗生素藥膏擦拭導管出口處，加強照護。

隧道感染

有肚量家族
經驗談

盧女士腹膜透析6年，平日務農，目前是金針花產季，忙著採金針，大約兩小時衣服就被汗水浸濕了，導管出口的紗布也經常濕濕的，但沒有時間下山換紗布，一直要等到吃中餐才會回到工寮換藥。最近覺得導管出口周圍皮膚好像過敏、很癢。還長小水泡，就忍不住去抓，抓到周圍的皮膚破皮、發紅。過了兩天，晚上看到導管出口的上方很紅會痛，又有腫塊，摸起來熱熱的。盧女士說覺得身體忽熱忽冷，但換藥時紗布是乾淨的，導管出口處也沒有分泌物。

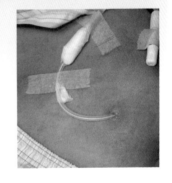

護理師會談及觀察評估》

`護理師` 我們到診療間看看妳導管處的狀況。

`護理師` （護理師協助檢視導管出口及隧道）妳導管出口處上方3公分處，有紅、腫的情形、摸起來還有硬塊，大概有3公分×3公分那麼大，而且導管出口周圍的皮膚都破皮了，還發紅、發熱。

`護理師` （同時擠壓隧道處）這樣擠壓會痛嗎？這樣擠有膿一樣的分泌物從妳的導管出口處流出來喔！量還蠻多的，大概有5c.c.，我得要先幫妳做細菌培養了。

盧女士 會喔！妳這樣壓導管出口周圍會痛喔！而且我自己也覺得全身熱熱的。

護理師 這兩天有發燒嗎？

盧女士 有感覺發燒，頭也會暈暈的。唉啊！最近農忙真的流很多汗，但我換藥紗布上沒有看到什麼分泌物！那裡知道昨晚就忽然腫起來、又痛、又發燒，要怎麼辦？腹膜透析管子是不是會拔掉？

護理師 目前看起來可能有導管隧道感染的情形，阿姨先不要擔心，我們先採分泌物作細菌培養檢查，醫師也會先開抗生素幫妳治療。妳要記得每天保持導管出口保持清潔、乾燥，避免再浸泡到汗水，還有一定要加強換藥，一天至少換 2～3 次藥。以免感染沒有改善，需要開刀重新更換一條新的導管治療。

> **護理師愛的小叮嚀**
>
> 　　腹膜透析導管的「隧道」指的是導管埋藏在皮下及腹壁的區段，這一小段是腎友隱形的生命線。隧道的位置是一個密閉的空間，一旦感染，不容易根治，甚至需要將導管繞道或移除，嚴重還可能會引發腹膜炎。

隧道感染會有那些症狀？

　　隧道感染是皮下組織發炎，有時是因為導管出口發炎延伸至隧道感染；也有些腎友導管出口處沒有任何的發炎現象，但皮下隧道內有腫及膿樣的分泌物淤積，也可能會出現發燒、全身不舒服的情形。

隧道感染要如何治療？

1 發現是隧道感染，要馬上返院進一步治療，若隧道感染沒有得到控制，若感染延伸進腹腔內，導致腹膜炎，嚴重的話需拔除導管，暫停腹膜透析，改採血液透析治療。

2 遵照醫師指示使用抗生素治療及藥膏使用，必要時須住院治療嚴密觀察。

3 根據細菌培養報告的結果，調整抗生素用藥繼續治療。

4 超音波有助於檢視病人隧道感染，以及皮下組織膿淤積的範圍

5 加強導管出口處換藥，一天換 2 ～ 3 次，換藥要遵守無菌技術。

6 抗生素治療持續未改善，需考慮拔除透析導管，避免導致腹膜炎。

腹膜炎

有肚量家族 經驗談

林先生現年 66 歲，是朝九晚五的公務員，目前腹膜透析兩年，因工作上的需求，又懼怕打針，選擇雲端全自動腹膜透析，夜間透析 9 小時。林先生來電表示昨天晚上洗的時候，機器有出現兩次警訊，顯示引流量不足，睡到半夜覺得肚子悶痛，想吐、拉了兩次肚子，後來肚子越來越痛，全身發冷、發熱，早上發現桶子裡的藥水是混濁的，還看到白白的漂浮物。

護理師會談及觀察評估》

護理師 （電話）林先生你趕快回來醫院腹膜透析室。

林先生 （回到醫院的林先先皺眉，表情痛苦，雙手保護著肚子）我肚子很痛，現在不要碰我的肚子。

護理師 （檢視）透析液確實混濁了，我先送透析液去分析和做細菌培養，現在要先壓一下肚子喔！你忍耐一下。（病人大叫，觸診腹部有反彈痛）

護理師 （測量體溫 38.5 度）現在有發燒喔！之前有發燒嗎？

林先生 昨晚有發冷、發熱的感覺，全身不舒服，又沒睡好，精神很差。

護理師 透析液初步分析結果顯示，你的白血球數目很高，已經超過 $> 100/\mu L$ 以上了，加上透析液混濁、肚子痛又發燒，看起來確定腹膜炎了，要住院治療觀察。

林先生 （焦慮）一定要住院嗎？那我就不能上班了？

護理師 因為你發燒腹痛的症狀明顯，還是住院觀察幾天比較好。我們會將抗生素加在透析液裡治療，密切觀察你的症狀及透析液混濁的情況是否改善。

護理師 你想想看這幾天連接機器，或早上分離機器時，有沒有哪些細節疏忽了？

林先生 （回想中）我有時候早上趕著上班會忘了洗手、戴口罩、有時手忙腳亂，有輕碰到導管接頭幾次，因為沒事，所以就沒太在意。

護理師 每次換液要遵守無菌技術，確實戴口罩、洗手，如有碰觸到無菌位置，要立即向我們反應。

林先生 （痛苦表情）腹膜炎肚子超痛又影響工作，以後我真的會更加注意。

護理師 （治療3天後）透析液終於清澈了，今天送檢查的透析液中白血球數目也已經下降了，這樣壓肚子還痛嗎？（觸診已無反彈痛）

林先生 那透析藥水清澈了，肚子也不痛了，我可以出院回去工作了嗎？

護理師 醫師說可以出院，但是腹膜炎還是要繼續抗生素加藥治療！不然腹膜炎沒有治療完全，可能會再復發，記得3天後要再回來檢查透析液。

護理師 除了注意換液無菌技術外，家裡環境也要保持清潔、乾淨，才能把感染腹膜炎的機會降到最低。

護理師愛的叮嚀

　　腹膜炎是腹膜透析腎友最常見的感染之一，也就是細菌跑到腹腔內造成感染。腎友身上多了一條生命線，要如何不讓細菌由生命線進入腹腔導致腹膜炎呢？其實，只要遵守護理人員教導的換液注意事項，腹膜炎是可以避免的。而如果發生腹膜炎，不需太擔心，及早治療，大部分是可以痊癒的。

腹膜炎的症狀

　　透析液混濁（有沉澱物）、腹瀉、腹痛、胃悶痛、反彈痛、發燒、噁心、嘔吐、脫水效果變差，胃口差，虛弱。

腹膜炎診斷定義：以下 3 項症狀中符合 2 項即成立

1 腹痛、發燒、透析液混濁。

2 透析液中有培養出細菌。

3 透析液中白血球數目 > 100/μL，且多核性白血球佔比 > 50%。

引起腹膜炎的常見原因

1 沒有遵守標準換液技術，如未確實戴口罩，未確實洗手。

2 導管出口處或隧道感染蔓延至腹腔內。

3 沒有確實檢查透析液，如用到過期的透析液及破損的透析液。

4 導管破裂或導管接頭鬆脫造成汙染。

5 家中環境髒亂、潮濕。

6 便秘或腹瀉引起腸道通透性改變。

不讓腹膜炎找上門的方法

1 換液時要確實檢查透析液及配件，避免用到破損、污染的透析液。

2 腹膜透析導管保持完整，避免導管破裂或接頭鬆脫造成汙染，導致腹膜炎。

3 換液時要專心、集中精神，避免換液連接及分離導管時碰觸到無菌的部位。

4 遵守標準換液技術，如：確實戴口罩、確實洗手。

5 家中環境保持清潔、通風、乾燥、明亮。

6 避免導管出口處及隧道感染。

7 保持腸胃道通暢，預防便秘或腹瀉。

8 避免養寵物。

發現透析液混濁怎麼辦？

1 無論何時，只要發現透析液混濁，應立即通知護理師返院檢查及緊密的追蹤治療，一般給予抗生素治療兩至三週，大部分的腹膜炎就可治癒。

2 抗生素治療 48 ～ 72 小時後，根據細菌培養的報告調整用藥；治療三、四天若臨床病症沒有好轉，透析液需要再次送檢做白血球數目分析及細菌培養。

3 一般菌種抗生素的療程是兩星期，較嚴重的腹膜炎或感染特殊菌種（如綠膿桿菌），治療時間需延長到 3 週。

4 無論是何種病菌感染，依照第二次的細菌培養結果調整抗生素，腎友症狀仍未改善，就要考慮移除腹膜透析導管，讓腹膜休息，暫時改血液透析治療。

5 臨床上最常需要拔管的病菌，如：抗藥性金黃色葡萄球菌及綠膿桿菌、黴菌。

6 遵照醫師指示使用抗生素

● **間歇性的治療**：於每天最後一袋透析液加入抗生素。

● **連續性的治療**：於每袋透析液中都加入抗生素。

▲ 清澈的引流液。　　▲ 混濁的引流液。

腹膜透析腎友做以下侵入性的檢查，須告知醫護團隊

做侵入性的檢查，預先給予預防性的抗生素，可以避免腹膜炎的發生，如：大腸鏡、婦科手術、牙科治療。

腹膜炎有哪些併發症？

腹膜炎的併發症	說明	處理方式
營養不良	腹膜發炎時，因為通透性改變，所以蛋白質會流失更多，而腹痛不適及發炎本身，也會使食慾變差，造成營養不良。	多攝取高生物價值的蛋白質，如蛋、黃豆製品，必要時在餐後補充透析專用配方營養奶及使用含胺基酸的透析液。
腹膜沾黏或腸阻塞	若腹膜反覆發炎，長期可能會造成腹膜沾黏，甚至發生腸阻塞，造成腹痛、噁心、嘔吐、腹脹、食慾下降等症狀。	手術將腹膜沾黏處剝離。
腹膜毒素清除及脫水的能力下降	腹膜發炎會改變腹膜的通透能力，進而影響到毒素的清除率及脫水情形	若脫水效果變差，需更限制水分的攝取，並考慮使用非葡萄糖成份的透析液（如：愛多尼爾透析液），維持長時間的脫水效果。
包囊性腹膜硬化症	腹膜炎反覆的發生，會增加腹膜硬化的風險，嚴重者會影響腸道的蠕動，造成營養不良，增加死亡風險。	改換血液透析治療。

2 非感染性併發症

引流透析液混濁

有肚量家族 經驗談

正值中年的劉先生剛開始腹膜透析滿一個月。有一天早上換藥水時，發現引流的透析液是混濁的，非常害怕，焦急地趕來腹膜透析室。劉先生覺得自己換藥水已非常仔細小心，都遵守無菌技術，怎麼會這樣，心裡充滿無力感。

當時的狀況除了透析液混濁，他沒有腹痛、發燒，也沒有任何的不舒服。透析液的檢驗報告結果顯示為白血球數目 47/μL、多核性白血球僅佔 4%。

護理師會談及觀察評估》

劉先生（掛急診，語氣焦急）我早上發現引流的透析液是混濁的。

護理師（到急診探視，先安慰一下緩和情緒）您的腹膜透析液是混濁的。
（觸診腹部）肚子會疼痛不舒服嗎？有發燒嗎？

劉先生 肚子不會痛。也沒有發燒。

護理師 醫師有開檢查單，我們先送透析液做細菌培養分析，結果出來再看需不需要安排進一步的檢查。

護理師 您這幾天有吃什麼特別的藥嗎？跟平常不太一樣的？

劉先生 喔！我前兩天血壓偏高去心臟科拿藥，我有吃降血壓藥物（zanidip）。

醫　師 透析液檢驗報告顯示白血球數目正常，目前初步判斷不是腹膜炎。您的透析液總膽固醇及三酸甘油酯濃度不高，也不是乳糜腹水，可能是您吃了新的降血壓藥才引起的。我們先停藥看看，再觀察透析液顏色是否改善。

劉先生（無奈的表情）我才洗一個月，希望不是腹膜炎！

> **劉先生** （兩天後）透析藥水變清澈了，我身體也沒有任何的不舒服。

> **醫　師** 這次透析液會混濁，應該就確定是您吃了降血壓藥物引起的，沒有腹膜發炎。接下來您可以放心繼續透析了。

當護理師愛的叮嚀

　　腎友引流出的透析液混濁，沒有合併腹痛、發燒，也沒有任何腸胃道的不舒服，請別過度擔心，不一定是腹膜炎。

透析液混濁的原因

1 降血壓藥物 zanidip

2 腹腔內的疾病

惡性腫瘤（淋巴瘤）、肝硬化、結核性腹膜炎、胰臟炎。

3 乳糜狀的腹水

是因為乳糜滲漏到腹膜腔所造成的，流出來的透析液顏色看起來就像白色的牛奶，透析液中的總膽固醇及三酸甘油酯會偏高，診斷標準為透析液的三酸甘油酯 > 110 mg/dL。

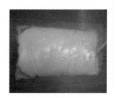
▲ 乳糜狀液。

透析液混濁的鑑別診斷及處置

1 初步檢查

測量體溫、腹部的聽診、觸診。

2 透析液的檢驗及細菌培養

3 腹腔影像檢查

如斷層掃描或磁振照影。

4 高度懷疑藥物引起時

立即將藥物停用。

5 乳糜狀透析液

導致的營養不良，需給予營養補充。

6 找到原因

對症處理好後，大部分腎友依然能繼續腹膜透析治療。

引流透析液呈紅色

有肚量家族
經驗談 👆

高太太腹膜透析 3 年，她有心血管疾病病史，心臟裝有支架，都會固定回心臟內科門診追蹤檢查。今來電表示早上發現引流的透析液是紅色，無腹痛，也沒有感覺到任何的不舒服。請高太太先換一袋藥水，觀察引流的透析液顏色有沒有變化。高太太照著做，回覆護理師狀況沒有改善，透析藥水還是變紅色了。原來是高太太昨天搬新家，東忙西忙又搬了不少重物，護理師請高太太盡快來腹膜透析室回診。透析液經分析，結果是紅血球數目增加，但白血球數目正常。囑咐繼續觀察藥水顏色變化，若越來越淡就不用擔心。

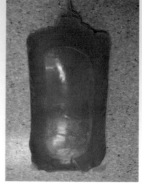

▲ 血性透析液。

護理師會談及觀察評估》

| 護理師 | 請您到換液間換一袋透析藥水。（一邊觸診腹部，確認高太太沒有痛感）

| 高太太 | 我看到藥水是紅色，嚇死了，幾乎快昏倒！所以就趕快打電話給你們。

| 護理師 | 先不要緊張，我們先來看看藥水的顏色。

| 高太太 | 這袋換出來的透析藥水比我在家裡時的淡一些。這是我第一次洗出來這麼紅的藥水，真的會很害怕。

| 護理師 | 您稍等喔。我把透析液送去檢查。

| 高太太 | 我肚子裡面到底怎麼了？是不是腸子有破洞？

| 護理師 | 腸子有破洞的話，藥水看起來會很髒、很濁，肚子也會很痛。目前您肚子不痛，可能腹腔內有很少量的出血，引流出的藥水才會有紅色，我們來找找原因。

醫　師 腹水分析發現紅血球數目偏多、白血球數目仍正常，血色素也沒有明顯下降，代表腹腔內確實有微量出血的情形，但不嚴重。有可能是您昨天搬重物時拉扯到導管，加上肚子用力，造成腹壁上的微血管破裂，所以就容易出血。因為您裝的心臟支架狀態很穩定，可以先把抗血小板藥物停下來，觀察一兩天。等藥水顏色變回清澈不混濁的時候，再恢復吃抗血小板藥物。

護理師 醫師這麼說明，您可以放心了。以後要儘量避免提重物及拉扯導管喔。

高太太 是呀！放心多了。下次重的東西我就不要搬了。

護理師愛的叮嚀

　　腹膜透析腎友發現透析藥水是紅色時，別驚慌，先換一袋透析藥水試試看。透析的過程中，如果發現引流的透析液顏色越來越清澈，就不用太擔心；若越來越紅或混濁、腹痛不適，就要立刻返診，做進一步檢查及治療。

引流透析液變紅的原因

1 創傷

劇烈運動，腹部過度用力，導致腹膜透析導管拉扯腹膜上的微血管破裂出血。

2 腹腔內部器官病變異常

胰臟炎、膽囊炎、脾臟破裂、卵巢囊腫破裂、子宮外孕、子宮內膜異位、腹膜炎、硬化性腹膜炎、腹膜鈣化。

3 大腸鏡檢查後

4 服用抗擬血藥物及抗血小板用藥

可能使出血處不易凝血。

5 停經前的婦女，排卵期或生理期

排出的透析液呈現淡淡的粉紅色，是正常現象。

如何避免腹腔透析液變紅？

1 適當的固定導管避免拉扯。　　*2* 避免提重物，減少腹部用力。

3 抗凝血藥物是否可減量或暫停，需經醫師評估心血管疾病的穩定性來決定。

4 出血未改善，需進一步詳細檢查。大量出血需給予輸血治療，並找到出血處予以止血。

橫膈膜破損或破洞

有肚量家族 經驗談

阿蓮 42 歲，目前的工作是居家照服員，因為工作時間需要彈性配合案家，所以她選擇雲端遠距全自動腹膜透析治療。腹膜透析治療 3 個月後的某一天，阿蓮打電話給護理師詢問，她表示原本一天可以脫水 1000 ～ 1200ml，這兩天卻少很多，每天只脫水 200 ～ 300ml，體重增加了 3 公斤，而且她發現自己的小腿變得腫腫的，呼吸時會喘，胸悶悶的，覺得吸不到氣的感覺，而且沒辦法平躺著睡覺。護理師建議她先掛急診，經胸部 X 光檢查發現右側胸腔積液、心臟肥大，因此右胸置放引流管引流積液。引流積液檢測結果，葡萄糖濃度高達 552mg/dL，與透析液的葡萄糖濃度相仿。經核醫檢查，確診是橫膈膜破損，收治住院治療，暫停腹膜透析，改為血液透析。經會診外科進行橫膈膜修補手術，術後恢復原本的腹膜透析方式，阿蓮又可以投入她喜愛的居家照護工作了。

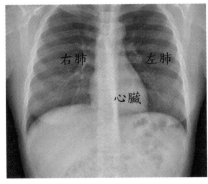

右肺　　　左肺

心臟

▲ 正常胸腔 X 光。

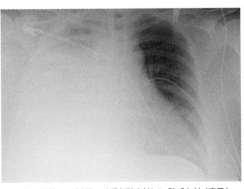

▲ 右側橫膈破洞，透析液進入胸腔的情形。

護理師會談及觀察評估》

（在急診）

阿 蓮 （表情痛苦，端坐呼吸）為什麼我一直都吸不到氣，很難受。醫生說我的透析藥水滲漏到肺部，說是我的橫膈膜破了個洞。

護理師 目前檢查報告看起來，高度懷疑是橫膈膜破損，所以透析藥水往上浸潤到肺部，妳才會呼吸困難，又脫不出水來，體重也上升。

阿 蓮 那接下來怎麼辦？我怎麼那麼倒楣！才洗 3 個月就遇到這種事。你們有遇過像我這樣情形的病人嗎？

護理師 有，妳先不要太擔心。我們先把腹腔的透析液引流出來，先住院治療，改善妳呼吸喘、不舒服的情形。

阿 蓮 醫師告訴我腹膜透析要暫停，改血液透析治療。我還可以洗腹膜透析嗎？因為如果血液透析，我就沒有辦法工作了，而且如果我一星期到醫院三次洗腎，交通很不方便。

醫 師 如果要繼續腹膜透析治療，需要會診外科，作進一步放射性核醫檢查，評估橫膈膜破洞的大小、位置，有必要的話，外科會幫妳進行橫膈膜修補手術。

阿 蓮 橫膈膜修補好就可以馬上洗腹膜透析了嗎？手術會痛嗎？我很怕痛。

醫 師 阿蓮，橫膈膜修補手術後，需要等傷口復原，再改回腹膜透析治療。手術傷口確實會痛，有必要就打止痛針減輕疼痛，不用擔心。

阿 蓮 橫膈膜修補手術後，要休息多久？

醫 師 大概需要休息一個月的時間。

阿 蓮 那我就放心了，至少休息一個月後還可以改回腹膜透析，這樣我就有辦法繼續去上班。

> **護理師愛的叮嚀**
>
> 　　腹膜透析腎友若是脫水困難，調高透析液濃度後依然脫不出水來，體重增加、呼吸喘、胸悶、無法平躺睡覺，就要馬上就醫。照胸部 X 光發現單側肋膜積水，就要高度懷疑是橫膈膜破洞引起，需盡快確診及進行修補。

為何橫膈膜會破洞？

　　橫膈膜位於胸腔與腹腔之間，是一層非常有韌性的肌肉組織，除非有先天性的缺陷，不然必須受到極大外在壓力才可能導致裂傷或破洞。少數腎友可能因先天的橫膈膜缺陷加上透析液增加腹腔的壓力，或是時常從事腹部需用力的活動或工作，會造成橫膈膜破洞。一旦橫膈膜破損或出現破洞，透析液會由腹腔積聚浸潤至肋膜腔，壓迫到肺部，影響正常的呼吸。

　　橫膈膜破洞對腹膜透析腎友而言，會影響呼吸功能，是危險的併發症，立即的診斷及引流非常重要。身體左側橫膈膜有心臟及心包膜覆蓋，所以臨床的橫膈膜破洞案例，幾乎都發生在右側。

橫膈膜破洞的症狀

　　腹膜透析腎友橫膈膜破洞的臨床表徵，大多是呼吸喘、胸悶、血壓低、脫水困難、透析液引流不順暢、體重增加、水腫、無法平躺睡覺。

如何確定橫膈膜有破洞？

1 進行胸腔穿刺引流術做胸腔肋膜積液分析

檢測積液的葡萄糖濃度可高達 300 ～ 400 mg/dL 以上，此濃度依透析液使用的葡萄糖濃度不同而有差異。

2 顯影劑的腹腔造影術、放射性核醫檢查

將顯影劑或放射性物質加入透析液中，灌入腹腔內，追蹤顯影劑或放射性物質是否有滲透至肋膜腔中。

橫膈膜破洞的治療

1 若是少量肋膜腔積水，可以採保守療法，以夜間全自動腹膜透析（小容積的腹膜透析液進行交換），來減低透析時腹腔的壓力，讓橫膈膜缺陷自然關閉。

2 若是橫膈膜破洞嚴重，大量肋膜腔積水，腹膜透析應立刻終止，暫時改成血液透析治療。

3 橫膈膜破洞的手術選擇

- **肋膜沾黏術**：灰粉、自體血液、土黴素、纖維蛋白膠。
- **橫膈修補術**：缺陷部位縫合、使用人工網膜修補。

腹股溝疝氣、陰囊水腫、肚臍疝氣

腹股溝疝氣

有肚量家族 經驗談

李女士剛滿 60 歲，5 年前確診有高血壓之後就固定服藥控制血壓，也同時在腎臟內科門診追蹤。最近因尿毒症狀明顯開始透析治療。因為李女士經營早餐店，且住家和早餐店的地點都離醫院滿遠的，所以選擇連續可活動式腹膜透析療法。開始換液透析一星期後，李女士來電表示這幾天走路時會覺得右腹股溝有凸出物，摸起來軟軟的，壓會有一點痛，躺下時凸出物就消失不見了。護理師請她回醫院腹膜透析室檢查。

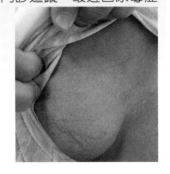

護理師會談及觀察評估》

（腹膜透析室）

護理師 妳腹股溝這個凸出物，摸起來好像發生疝氣的情形。

李女士 （皺眉、焦急的問）為什麼會這樣？我才洗一星期就疝氣，那還可以再洗腹膜透析嗎？

護理師 可能妳的工作要長時間久站，又要搬重物，加上灌注透析藥水，使腹腔壓力大，造成小腸從腹壁突出，造成疝氣。

護理師 （請李女士至診察室）檢視腹股溝疝氣，發現有 3×3 公分 的疝氣，協助掛號看診外科。

李女士 （自外科門診返室後）外科醫師說看起來是腹股溝疝氣，先安排腹部電腦斷層掃描確認，之後再安排外科修補手術。

李女士 （滿面愁容）手術後我還可以繼續洗腹膜透析嗎？如果要血液透析，每次到醫院來回車程就要花 3～4 小時，就沒辦法做生意，什麼事都做不成！

護理師 不用擔心，手術後可以暫時改為夜間全自動腹膜透析治療，在夜間平躺時執行透析，可減少腹部壓力；白天腹腔放空，不放透析液。同樣可以做生意，而且也可以降低疝氣再發生的情形。

陰囊水腫

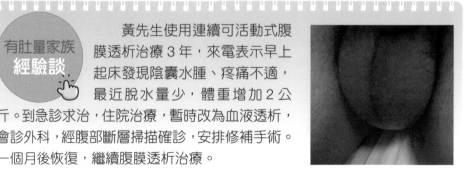

有肚量家族 經驗談

黃先生使用連續可活動式腹膜透析治療 3 年，來電表示早上起床發現陰囊水腫、疼痛不適，最近脫水量少，體重增加 2 公斤。到急診求治，住院治療，暫時改為血液透析，會診外科，經腹部斷層掃描確診，安排修補手術。一個月後恢復，繼續腹膜透析治療。

肚臍疝氣

　　66 歲的陳先生已經使用連續可活動式腹膜透析兩年了。他回診時說，最近發現肚臍有凸出，約 10 元硬幣大，尤其站立時更明顯，但不會疼痛。會診外科，作腹部斷層掃描確認，經人工網膜修補手術。恢復後，繼續執行連續可活動式腹膜透析治療。

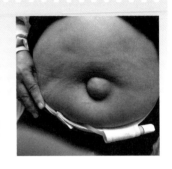

護理師愛的叮嚀

　　有疝氣的腎友平時應避免提重物，劇烈運動，蹲太低的坐姿，以免增加腹壓。

腹股溝疝氣、陰囊水腫、肚臍疝氣的原因

　　有些腎友腹壁本身較為薄弱，加上腹膜透析治療需要大量透析液留置腹腔內，腹壓增加而易導致疝氣、陰囊水腫、肚臍凸出的發生。

腹股溝疝氣、陰囊水腫、肚臍疝氣的治療

　　外科修補手術是最有效的治療方式，修補後採低劑量透析或夜間全自動腹膜透析治療，如果疝氣嚴重者手術後可暫時改成血液透析，待修補復原後再繼續腹膜透析治療。

腹膜硬化症

　　腹膜硬化症是腹膜透析最嚴重的併發症之一，是腹膜逐漸出現硬化及鈣化的現象，包覆住腸子，影響腸道消化吸收的功能。腹膜硬化的確切原因仍不明，目前專家推測可能與腹膜長時間受到刺激發炎有關。

　　在腹膜硬化初期，腹膜病變的範圍不大，通常沒有明顯症狀。然而，由於腹膜廣泛包覆在人體腸道表面，隨著硬化範圍的擴大而限制腸道的正常蠕動，會因此導致食慾減退、消化不良、體重減輕，營養快速流失。

　　儘管腹膜硬化症的發生率甚低（約 1 ～ 2％），但腎友們仍需謹慎留意。因為，一旦發生腹膜硬化，因營養不良導致的死亡率可高達 30 ～ 70％。腹部電腦斷層檢查是診斷腹膜硬化症最準確的工具；而及早發現腹膜硬化並終止腹膜透析，是減緩腹膜硬化繼續惡化的根本之道。

【腹部電腦斷層】

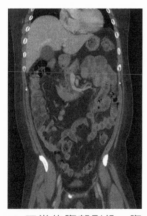 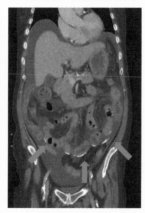 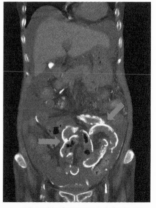

▲ 正常的腹部影像，腹腔內無鈣化點。

▲ 輕微的腹膜硬化症患者，腹腔內出現零星明亮的鈣化點（箭頭處）。

▲ 嚴重的腹膜硬化症患者，腹膜鈣化（箭頭處）廣泛包覆住腸壁。

如何判別腹膜硬化

接受腹膜透析時間越久，腹膜硬化症發生的機會也越高。因此，接受腹膜透析超過 5 年的腎友需特別留意，一旦出現食慾下降、噁心想吐、體重減輕、透析液引流呈紅色等不適症狀，應立即告知醫護團隊進行全面評估與處置。

預防腹膜硬化症的方法

儘管腹膜硬化症目前沒有明確的預防方式，但腎友們可藉由減少使用高濃度葡萄糖透析液及避免反覆腹膜炎的發生，來減少腹膜受到刺激，降低腹膜硬化的風險。

PART6

「有肚量家族」的
例常運作與調適

腹膜透析腎友需遵守醫護團隊的叮嚀，了解自己的例行檢查報告成績單；當腹膜透析成為生活的一部分，依然能夠完成自己的理想，活出精彩有價值的人生……

第一章》 醫護團隊愛的叮嚀

1 定期回診→為何要回娘家？

透析新腎友完成腹膜透析訓練後，採每月固定回診腹膜透析門診一次，回診時會進行例行性抽血檢查，評估一個月來的透析狀況。

★ 護理師會進行身體的評估

1 檢視體重、血壓的變化，水腫、皮膚完整性

2 導管周邊皮膚是否保持清潔乾淨，導管固定是否適當

3 檢視導管出口

評估導管出口是否有紅、腫、熱、痛、分泌物、瘜肉。

※ 若有發現出口處異常會聯絡醫師進行評估，並協助處理：如採檢分泌物做細菌培養、瘜肉的處置等，必要時開立藥物使用。

★ **確立透析治療的穩定性**：經由腎友的透析日誌記錄，評估體重、血壓、血糖、尿量的變化、透析液濃度使用及脫水情形。

★ **進行透析處方的調整**：主治醫師諮詢平時居家透析狀況，並依照當月的抽血報告調整透析處方，及平時的慢性病用藥。

★ **衛教指導**：依當月身體評估及檢驗報告值進行說明，若有出現報告異常的數值，再加強衛教指導。

居家透析藥水的管理：了解家中透析藥水剩餘量，討論平時透析藥水濃度使用情形及安全藥水存量，以協助安排當月透析藥水配送數量及日期。

生活經驗分享：每月回診時與護理師、醫師及其他腎友話家常，在透析治療的旅途上是最好的情感交流，也是最溫暖的心靈處方。

提供護理用品：配置一個月份的出口護理用品，如：棉棒、紗布、膠帶等。

預約定期診療：預約下個月回診的時間。

2 輸液管需要定期更換嗎？

腹膜透析輸液管每半年更換導管一次，護理師會安排在腹膜透析室以無菌的方式為腎友更換。但如果更換輸液管時間還未到期，因為個人不慎導致輸液管汙染或破裂，此時就必需更換輸液管且要自付更換輸液管材料費及技術費。鄭重提醒腎友們，盡量避免汙染及讓管路受損的行為，以免換管事小，造成腹膜炎事大。

3 換液技術再訓練

每半年回醫院腹膜透析室做腹膜功能測試時，專責護理師會再進行換液技術再評核，主要是觀察腎友的換液動作是否偏離正確技術，預防粗心或疏忽可能引發的疏失，評核內容包括：**換液時是否確實戴口罩、洗手及遵守無菌換液技術。**

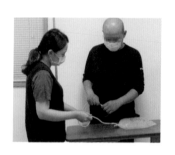

未確實執行的部分，護理師會一一給予指導及糾正，當然如果發生腹膜炎時，護理師也會重新評核腎友的換液流程，以預防技術疏失再次造成腹膜炎的發生。

4 導管出口換藥技術再訓練

為了要確保腎友都能正確執行導管出口的照護，我們會進行再訓練的指導，但是會在何時進行呢？

1 當每半年回診進行腹膜功能測試時，護理師會給予換藥技術再評核，評核換藥時是否有確實戴口罩、洗手、遵守無菌換藥技術；執行的程序若是不正確，護理師會給予指導及糾正。

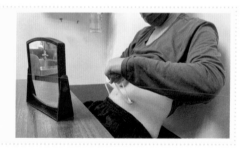

2 當腎友導管出口處發炎，護理師也會即時再給予導管出口處換藥技術再評核。

5 呵護健康一線牽──腹膜透析輸液導管

腹膜透析輸液導管是腎友的生命線，換液消毒一線牽，沒有它，您的生命就會受到威脅，所以需要用心的愛護，包括適當的固定、導管出口保持清潔乾淨、有異常立即返診腹膜透析室檢視。洗澡時也要特別小心，避免導管出口弄濕而導致感染；導管周邊不要用剪刀或尖銳物品，以免把導管剪斷或弄破引發感染，甚至導致腹膜炎。

6 按時透析的重要性

腎友開始腹膜透析治療，換藥水就是生活的一部分了。腎臟功能正常時，腎臟每分每秒都在運轉為身體工作，當腎臟功能變差時，需要我們自己換藥水來代替腎臟工作，無論平時的工作、學業及家中日常生活作息都需要重新調整、適應。

只要遵照醫護團隊的叮嚀，按時透析，腹膜透析腎友一樣可以上班、上學、旅遊，生活一樣精采。

腎友若偶而少洗一兩次，或縮短治療的時間，短時間也許看不出異常變化，但長期下來尿毒素一點一滴的累積，身體健康及生活品質必將大打折扣。

第二章》 例行的自我呵護與檢查

1 讀懂自己的檢驗報告成績單

腹膜透析的腎友如何知道自己有接受適量的透析治療？醫護人員會定期安排腎友，每月抽血一次，及每年兩次收集尿液、透析液配合血液檢查數據來換算出每週尿素氮廓清率及肌酸酐廓清率。廓清率的高低，能夠評估出腎友目前有沒有接受到足夠的透析治療。當然除了評估尿素氮廓清率外，醫護人員還會參考腎友的症狀及其他抽血檢驗，例如：電解質、肝功能、血液生化、鐵質和貧血等狀況來調整治療的方向。

腹膜透析的治療目標就是能夠有效清除體內的尿毒素，維持身體各部位的正常運作，同時，讓腎友擁有良好的生活品質。讀懂自己的檢驗報告成績單（詳見第 208 ～ 211 頁），就可以得知自己在那方面，還需要加強進步喔！

2 胸部 X 光

定期追蹤胸部 X 光能間接檢查腎友體內是否水分過多，且透過胸部 X 光，醫師能夠判斷出腎友是否有出現肺部積水或心臟肥大的狀態。若是影像呈現心臟的寬度大於胸廓直徑的一半，即代表有心臟肥大的情形。若心臟出現肥大，腎友要更注意水分的攝取，長期

水分堆積過多，嚴重時甚至會引起心臟衰竭。

醫師會參考胸部 X 光的結果來評估脫水量是否足夠，透過水分攝取的限制和透析藥水的調整來達到最佳的水分平衡。胸部 X 光同時也能評估主動脈弓血管鈣化的程度，血管鈣化越嚴重，罹患心血管疾病風險會遽增。

3 腎臟超音波

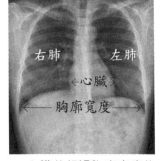

進入透析治療後，殘餘腎功能會慢慢衰退，腎臟會慢慢萎縮，甚至開始有小水泡（囊腫）的出現。大部分的水泡是良性的，但少數也有轉變成惡性腫瘤的可能性。

心臟若超過胸廓寬度的 1/2，意味著心臟病變或身體水分過度堆積。

由於透析腎友罹患腎臟癌的風險比一般人高，因此**應定期追蹤腎臟超音波**，能早期發現異常。若不幸真的發現腎臟腫瘤，及早治療。

4 腹部超音波

腹部超音波能夠檢查的器官除了肝臟，也能同時評估膽囊、胰臟及脾臟。B 型肝炎和 C 型肝炎是肝硬化和肝腫瘤的危險因子，建議 B 型肝炎和 C 型肝炎的腎友定期追蹤腹部超音波，能提早發現肝臟是否出現病變。腹部超音波檢查前需禁食 6 ～ 8 小時以利膽囊的觀察。

腹部超音波也能用來評估脂肪肝，脂肪肝會使肝臟發炎，嚴重者會進展成肝硬化。腎友若有脂肪肝的情形，可透過控制飲食和減重來改善。

透析腎友常見檢驗項目一覽表（各檢查之數值範圍標準，可能依醫療院所而略有不同）

檢驗項目		正常值／檢驗項目說明
腎功能及電解質	血液尿素氮（BUN）	7 ～ 25 mg/dL ★ 為蛋白質代謝產物，主要由腎臟代謝。 ★ 隨著腎功能衰退，血中濃度逐步上升。 ★ 透析腎友的尿素氮較正常值高，此數值與透析毒素清除率無絕對相關。
	肌酸酐（Creatinine）	0.6 ～ 1.2 mg/dL ★ 為肌肉代謝產生的廢物，主要由腎臟代謝。 ★ 隨著腎功能衰退，血中濃度逐步上升。 ★ 以此數值可換算得到腎絲球過濾率。 ★ 透析腎友的肌酸酐較正常值高，此數值與透析毒素清除率無絕對相關。
	血鈉（Na）	136 ～ 145 mmol/L ★ 反應身體水分和鹽分的平衡狀態，過高或過低都會影響意識。 ★ 不宜攝取過量鹽分，每天以 5 克為限，以免因口渴，攝取過多水分，造成水腫及血壓升高。
	血鉀（K）	3.5 ～ 5.0 mmol/L ★ 由於透析藥水不含鉀離子，因此腹膜透析的腎友常見血鉀過低。 ★ 腹膜透析腎友的高血鉀較為少見，多與透析治療量不足有關。 ★ 嚴重的低血鉀（< 3.0 mmol/L），或者是高血鉀（> 6.0 mmol/L）會誘發心律不整，嚴重甚至會猝死。 ★ 藉由每個月定期檢驗血鉀濃度，做為蔬果及藥物補充的依據。

檢驗項目		正常值／檢驗項目說明
腎功能及電解質	血鈣 （Ca）	2.20 ～ 2.65 mmol/L（**8.8 ～ 10.6 mg/dL**） ★ 血鈣太低，容易肌肉痙攣、神經麻木。 ★ 長期血鈣偏高，則會加速體內血管的鈣化。
	血磷 （P）	3.5 ～ 5.5 mg/dL ★ 長期高血磷會造成皮膚搔癢、血管硬化和副甲狀腺功能亢進。 ★ 腎友可以透過低磷飲食、規則透析及降磷藥物的使用來控制血磷。 ★ 低血磷則大多與營養攝取不足有關。
肝功能	白蛋白 （Albumin）	≥ 3.8 g/dL ★ 為肝臟合成的蛋白質，為評估營養是否充足的重要血液指標。 ★ 白蛋白不足常見於營養不良、肝硬化或大量尿蛋白。 ★ 白蛋白愈低，感染、住院及死亡風險愈高。 ★ 開始透析後，需採高蛋白質飲食，建議每公斤體重 1.2 ～ 1.5 公克／天。
	肝指數 （GOT、GPT）	< 40 IU/L ★ 評估肝臟細胞是否受損，若超過正常值可能是肝炎或膽道炎。
	鹼性磷酸酶 （Alk-P）	34 ～ 104 IU/L ★ 評估骨質病變或膽道阻塞。
血液生化	尿酸 （UA）	2.3 ～ 6.6 mg/dL ★ 有痛風的腎友應藉由降尿酸藥物及避免攝取高普林食物來控制尿酸，以降低痛風發作的機會及尿酸對關節的傷害。

檢驗項目		正常值／檢驗項目說明
血液生化	總膽固醇（TCH）	< 200 mg/dL
		★ 長期過高易造成動脈硬化狹窄，增加心臟血管阻塞及腦中風的風險。
	三酸甘油酯（TG）	< 150 mg/dL
		★ 與油炸類食物、喝酒、甜食攝取過量有關。
		★ 過高會造成急性胰臟炎、動脈硬化。
	低密度膽固醇（LDL-C）	< 100 mg/dL
		★ 對人體有害的膽固醇。
		★ 長期過高易造成動脈硬化狹窄，增加心臟血管阻塞及腦中風的風險。
	高密度膽固醇（HDL-C）	> 50 mg/dL
		★ 對人體有益的膽固醇，為血管的清道夫。
		★ 規律運動有助於濃度上升，可降低心臟血管阻塞及腦中風的風險。
	飯前血糖（AC sugar）	80 ～ 130 mg/dL
		★ 糖尿病腎友進入透析後，仍需積極控制血糖，因血糖過高會傷害全身的神經血管，造成視網膜病變、神經病變、中風、心肌梗塞等。除了降血糖藥物的使用外，飲食的控制及規律運動是最重要的方針。
		★ 血糖太低，則會冒冷汗、頭暈、心悸、手抖、甚至昏迷。
	糖化血色素（HbA1c）	< 7%
		★ 可以反應最近三個月血糖的控制情況。
血液學	血色素（Hb）	10 ～ 11.5 g/dL
		★ 評估貧血狀態。醫師會視情況來調整紅血球生成素的施打劑量。
		★ 血色素太低易頭暈、全身無力、疲倦、體力下降、心跳加速和臉色蒼白。

檢驗項目		正常值／檢驗項目說明
血液學	血比容積（Hct）	30～35%
		★ 評估貧血狀態。醫師會視情況來調整紅血球生成素的施打劑量。
		★ 血色素太低易頭暈、全身無力、疲倦、體力下降、心跳加速和臉色蒼白。
	鐵飽和度（Iron saturation）	20～50%
		★ 鐵質是造血的基本原料。若有鐵質缺乏的情形，建議補充鐵劑來改善造血功能。
		★ 引起缺鐵性貧血的主因。包括：潛在的腸胃道出血、月經流失、飲食中鐵的攝取不足。
	鐵蛋白（Ferritin）	200～500 ng/mL
		★ 鐵質是造血的基本原料。若有鐵質缺乏的情形，建議補充鐵劑來改善造血功能。
		★ 引起缺鐵性貧血的主因。包括：潛在的腸胃道出血、月經流失、飲食中鐵的攝取不足。
內分泌	副甲狀腺素（Intact PTH）	150～300 pg/mL
		★ 血磷太高會刺激副甲狀腺增生，造成副甲狀腺素上升。
		★ 副甲狀腺素長期過高會影響骨頭健康，造成骨質疏鬆，甚至併發骨折；也會加速血管的硬化。
		★ 血磷控制、配合維生素 D 及抗副甲狀腺素藥物的使用為治療副甲狀腺亢進的主要方式。
		★ 針對藥物無法控制的副甲狀腺素亢進，需進行副甲狀腺切除手術，以避免副甲狀腺素過高對骨頭及心血管的危害。

5 心臟超音波

心臟血管疾病，是透析腎友最常見的併發症之一。因此，國際腹膜透析協會（International Society for Peritoneal Dialysis, ISPD）建議每一位腹膜透析腎友在進行腹膜透析後都要安排心臟超音波檢查。心臟超音波可以評估心臟結構異常，如：心房擴張、心室肥大、心臟瓣膜閉鎖不全、狹窄和鈣化，也能評估心臟的收縮和舒張能力，是臨床上診斷心臟衰竭很重要的工具。

當出現心臟衰竭的症狀時，例如容易喘、胸悶和水腫等症狀時，可以再次安排心臟超音波來追蹤是否出現功能上的變化。

6 身體組成監測儀（BCM）

身體組成監測儀（Body composition monitor, BCM）當微量電流流經全身，藉由電阻的差異來取得身體組成相關的參數，用以檢測腎友體內的水分多寡及營養狀態。在評估理想乾體重時可參考身體組成監測儀的結果去調整；若儀器測得的水分過多時，腎友需適度減少攝取的水分，在控制攝取水分後，若還是有水分過多的情形，即需要評估是否需要調整透析藥水來增加脫水量。避免身體水分過多，才能降低腎友的血壓和心血管疾病等風險。

同時，身體組成監測儀也是評估肌少症重要的儀器，可測量出全身肌肉和脂肪指數，用來評估肌肉量是否足夠。

▲ BCM 做檢查
示意圖。

第三章》 強韌的心理素質

　　提到洗腎，一般人的想像就如同是「人生的世界末日」般，所以腎友一開始情緒展現往往是憂鬱，經歷悲傷、憤怒、否認的階段，花了一段時間整理思緒後，才慢慢接受，並開始認真學習，將透析納為人生中的一項課題。這一路走來，其實很不容易，但值得開心的是，很多腎友仍堅定地回歸職場、家庭、學校，繼續完成自己的理想。

　　對於腹膜透析護理師而言，陪伴每位腎友的透析人生，猶如書寫出一本本好書，認真努力的讓腹膜透析成為自己生命的一部分，交織出一篇又一篇精采動人的勵志篇章。

1 哎呀！好像懷孕了？我不是啤酒肚！

　　愛美是女人的天性嗎？其實現在不論是男生或女生，都會注重自己的外在，腎友也是一樣的，日常的穿搭打扮也是感受美好生活的態度，且有利於提升自信心。記得一位男性腎友剛要進入透析前，護理師介紹著透析液，告訴他之後需要慢慢習慣這 2 公斤的透析液裝在腹腔中的感覺。

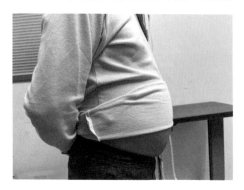

　　男性腎友詫異的說：「天啊！我肚子要裝下這 2 公斤的透析液，那不是看起來像懷孕婦女

213

了嗎？」，他的表情有些難過。職業是美髮設計師的他，平時很注重自己的外表，在腹部外觀上有條透析導管已經讓他有些在意，之後還要裝透析液讓他難掩失落。

確實，腹膜透析的腎友因為腹腔有透析液的關係，腹部外觀會稍微圓潤些，但並不會如懷孕婦女般大腹便便。但對於較年輕或愛美的腎友來說，確實會擔心身體外觀的改變，影響交友、戀愛，甚至夫妻的生活等。

接受身體外觀上的改變，需要一點時間的適應，也許幾天，也許很漫長。這位腎友失落沒幾天就重新振作起來，發揮他的美學專長，利用簡單又有型的寬鬆衣物穿搭，讓自己保持著乾淨俐落的外貌，美髮師的專業形象一點都不受影響。

建議腎友，平時外觀只要保持的乾淨整潔，穿著舒適透氣，腹部的透析導管給予適當的固定，很多衣服的款式也都能修飾稍圓潤的肚子。自信是靠自己拾來的，而自信的人最美喔！

> **護理師關愛的小叮嚀**
> 腎友要學習接納自己，肯定自我的價值，因為懂得「自我欣賞」的評價是生命中最重要的核心，不要因為洗腎或外觀改變感到自卑，先學會接受自己的改變，因為只有接納自己、愛自己，別人才會愛你。

2 肚裡有乾坤向誰說？

每一個人都會有傾瀉自己內心感受的時候。曾經有腎友在透析日誌的空白處寫下她的心情——「我覺得都沒人理解我，尤其在我開始洗腎後，你們都覺得我很好、忽略我，我如果哪一天離開了，大家應該也不會發現吧！」雖然只是短短一段話，卻深深烙印在她

的透析護理師心裡。護理師心想：「一定是很難受，才寫下了這段話吧！」當下也不知道怎麼安慰，只能抱抱她。

護理師決定，除了關注腎友生理上的照護，也要多傾聽，給腎友更多的機會表達，或許能彌補一點點他們的空虛感。護理師與腎友們，平均一個月在回診時見面一次，平時透過電話關心，經年累月建立起了好情誼。腎友不用把話憋心裡，常常與醫護分享，長期互動的感情就像家人一樣，用心對話、以愛暖心。

護理師關愛小叮嚀

學會面對自己的情緒變化，不壓抑自己，您可以找個願意說心裡話的家人或朋友，願意在他們面前展現脆弱的那一面都沒關係，因為這就是愛自己的表現。如果您是腎友的家人，如果您願意經常傾聽腎友內心話，相信他們會因此感到被重視與愛護的。

3 家家有本難念的經

這個世界上沒有完美的家庭，生活在這個世界上本就不容易，更何況家家都有本難念的經。有一位個性特別的腎友，平時話不多，護理師花了比跟一般腎友相處更長的時間才取得她的信任。

為什麼說她特別，因為她總是頭低低的，從來不主動發問，到醫院時也是一個人。後來輾轉得知她並未讓同住的子女知道她在洗腎，更不用說其他親友了。她擔心自己成為家中的負擔，也認為他人的關心對自

護理師關愛小叮嚀

腎友應跳脫自己給自己設下的框架，唯有這樣做，才能坦然面對周遭的事物，不再認為他人的關心很沉重。親愛的腎友試著與家人或朋友溝通，讓他們了解您的想法、您的擔心，也許您會發現自己並不是他們的負擔，而是他們「最重要的家人」。

己來說是一種壓力，不想被人同情，更怕自己成為別人茶餘飯後的話題，疏離孤立了自己。一般人最期待的逢年過節時期，反而是她最煩惱的時刻，她很害怕團聚時，有人問起她的近況。

對於洗腎這件事，有些腎友會感到難以啟齒，甚至直接把自己定義為是他人的負擔。其實，現在的健康觀念普及，大多數人都能接受的。當然，如果對腎友表達的關心，能夠單純又溫暖，而不是帶有同情的相處模式，相信腎友能敞開心胸接受他人的關懷。

4 我可以生兒育女嗎？年輕腎友的生育課題

年輕腎友進入透析，除了要適應生活習慣改變所帶來的壓力之外，傳宗接代的課題也是生活中必須面對的一環。期待生兒育女，延續愛的生命，是許多腎友與另一半理想的人生規畫。

年輕腎友若想生兒育女，心中會有很多的疑惑及焦慮：「洗腹膜透析，我還可以懷孕嗎？」、「我有機會讓另一半成功受孕嗎？」、「洗腎會影響我受孕的機率嗎？」、「懷孕會加重身體及腎臟的負荷嗎？」，以下我們依男、女性對於生兒育女的問題分別說明：

男性

男性腎友性功能障礙的比例較一般人高，可達 70～80%。這主要因素是下視丘促性腺激素分泌異常、男性荷爾蒙分泌減少及鋅缺乏等，導致精蟲活動力降低，射精量減少。另外，男性腎友精子的生成受限、精蟲數量減少，也會導致另一半受孕的機率下降。隨著洗腎時間越久及年齡越大，讓妻子懷孕的機率會隨之降低。

儘管如此，請不要灰心！實際上仍有許多男性腎友成功讓另一半受孕，孕育出健康的下一代。若您與另一半有生兒育女的人生規畫，務必要做到以下幾點，可增加成功受孕的機會：

1 尿毒素洗得乾淨

按時且足量的透析，可改善精子的數量及活動力。

2 適當的心理建設

腹腔植入腹膜透析導管，不致於對性生活產生太大的影響。若心中的障礙無法排除，可以尋求身心醫學科的協助。

3 維持血色素及足夠的營養攝取

定期注射紅血球生成素改善貧血，盡量將血色素維持在 11 ～ 12 g/dL，並補充足夠的營養，可改善性功能及生活品質。

4 治療副甲狀腺功能亢進

控制好血磷及服用維生素 D，以控制副甲狀腺機能亢進，可降低泌乳激素濃度及改善腎友的性功能。

5 請醫療團隊檢視服用的藥物

少數抗憂鬱及降血壓藥物可能導致性功能障礙。若有性功能障礙的困擾，應向醫療團隊諮詢，切勿自行冒然停藥或減少藥量。

若您有性功能障礙的困擾，可至泌尿科門診尋求協助。若您與另一半在正常的性生活下，一年以上仍無法成功懷孕，請和您的伴侶一起至婦產科門診諮詢，相信藉由醫療團隊的專業協助，將有助於您與妻子成功孕育下一代。

最後，提醒男性腎友登記腎臟移植。因為一旦有機會接受腎臟移植，生育的能力可望恢復正常，將更有機會成功孕育下一代。而移植後需長期服用的抗排斥藥物，大部分並不會影響胎兒的發育。

女性

接受腹膜透析的女性腎友受孕成功的機率比一般正常人低許多，根據美國的統計資料，僅 1.1％的女性腎友可成功受孕。這主要是因為月經不規則與無排卵，以及泌乳激素增加。其中，有殘餘腎臟功能的腎友受孕機率較高，而隨著透析時間越久懷孕的機率也越低。

儘管近年來透析與生殖科技的進步，受孕成功的機率略增加至7％，而順利生產及胎兒的存活機率也有所提升，但整體而言，透析治療中懷孕對母親及胎兒皆是非常高風險的歷程。

腎友懷孕期間的注意事項

尿毒素清除要更乾淨。女性腎友懷孕，建議減少每次灌入透析液留置的容量，增加換透析液的次數，調整處方需考慮腎友的殘餘腎功能，因尿毒素的加強清除可以使胚胎發育正常。

女性腎友隨著懷孕週數增加，羊水增加致腹腔面積減少，食慾下降，透析液引流受影響時，可以考慮改採血液透析治療。

血液透析每週透析的次數及透析的時間都必須加強，透析時間要求增加到每週至少 20 小時，透析前尿素氮目標值為 30 ～ 50 mg/dL，肌酸酐維持小於 9 mg/dL，抗凝血劑的使用量應適當，避免不必要的出血。

1 營養要足夠

熱量以及蛋白質攝取量要增加，熱量建議 30 ～ 35 Kcal ／公斤／天，蛋白質量 1.2 ～ 1.5 克／公斤／天，額外再加 20 克／天的蛋白質攝入。建議懷孕三個月後，每星期增加 0.5 公斤的體重，以滿足妊娠母體增長的需要；此外，電解質（鈉、鉀、鈣、磷）也要密切監測，維持平衡。

2 維持足夠的血紅蛋白

懷孕時腎友貧血應給予注射紅血球生成素（EPO），紅血球生成素在懷孕期間使用是安全的。由於妊娠期間對紅血球生成素的抗性，可以增加 50 ～ 100％的劑量，讓腎友的血色素維持在 10 ～ 11 g/dL。此外，需補充足量的鐵劑、葉酸，及維生素（如 Vitamin C、B1、B2、B6、菸鹼酸）。

3 高血壓用藥及血壓控制穩定的重要性

透析腎友懷孕時，使用的降血壓藥物要謹慎、小心。尤其，透析腎友常用的血管張力素轉換抑制劑及血管張力素受器阻斷劑，有導致畸胎的可能，孕婦是禁用的。

透析腎友懷孕時發生妊娠高血壓比率佔 80％，首先應先調整腎友的體重達到乾體重。在懷孕期間，乾體重的調整要更小心，以免影響胎兒的血流供應；妊娠毒血症是臨床上常見的併發症，子癇前症比一般孕婦高。

當腹膜透析腎友準備懷孕或已知懷孕，藥物的調整及血壓的監測是非常的重要，血壓維持應小於 140/90 mmHg，生產後也需要繼續監測腎友血壓的變化。

腹膜透析腎友決定懷孕須做的準備及心理調適

女性腎友在受孕及懷孕過程的艱辛，遠比一般孕婦來得辛苦，危險性也很高。因此，當您與另一半計畫懷孕時，務必與醫護團隊討論，了解目前身體的狀況，同時諮詢婦產科充份了解自己的受孕機率及懷孕過程中可能面臨的風險。

由於懷孕過程中要面對無法預期的挑戰及困難，要有安胎、住院的心理準備，更需仰賴多個醫護團隊密切合作，隨時注意腎友身體狀況及胎兒的變化，即時處理可能的併發症。

接受腎臟移植是女性腎友孕育下一代最理想的選擇

的確，女性腎友要成功孕育下一代，較男性腎友辛苦得多。即使在現今發達的醫療技術下，仍充滿挑戰及危險性，因此大部分醫師並不鼓勵女性腎友懷孕。

若有機會接受腎臟移植是最理想的選擇，因為在移植後這些內分泌失調可快速的改善，因而大大提升受孕及生產成功的機會。

另外，在家庭的支持系統下，親屬間移植也是另一個可行的方法。

PART7

善用科技，
完整照護網

科技，讓照護無所不在。運用全自動腹膜透析雲端管理平台，醫護團隊有如千里眼，時時掌握腎友狀況，雙向溝通無縫接軌；專屬護理師一對一指導居家自我照護，醫護團隊居家訪視，發現潛在問題，提供社會資源，轉介社區全方位照護……

第一章》腎友專屬的數位平台 APP

1 腹膜透析教學輔助系統 APP：護理師就在身邊

腹膜透析腎友在家自行操作腹膜透析，一旦操作有疏忽，嚴重情況會引發腹膜炎。為了讓腎友牢記操作並能反覆學習，我們與慈濟大學醫學資訊系合作，開發腹膜透析網路學習 APPs。

此系統將傳統的衛教指導模式改為影片，為了避免操作時需要用手觸及螢幕，我們導入聲控的方式，並加入多國語言輔助腎友學習。透過結合聲音、影像、圖片、文字，藉由動畫及互動性遊戲讓腎友或主要照顧者透過視覺及聲音加深印象，不斷的反覆學習增強記憶力，無時間及空間的限制。

我們期望增加教與學的效率，學習者在實際操作時一旦有疑問，也可以藉由此 APPs 解決疑惑，就像護理師隨時在旁指導一樣可以避免發生疏失，相對減低腎友發生不可預期的錯誤，降低住院率及相關醫療費用的支出。

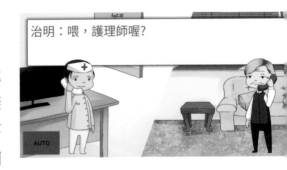

【腹膜透析教學輔助系統 APP】

※ 適用於安卓系統。

2 Line 官方平台：大小事都關心

對於加入的新腎友，當腹膜
透析訓練課程完成後，醫護團隊
會頒發「結訓證書」，表示您正
式成為「有肚量家族」的一員，
並邀請您加入我們的 Line 官方
平台，成為一家人。

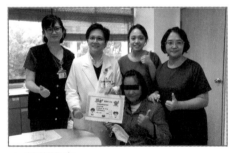

▲ 結訓證書

「Line 官方平台」，若腎友留言，會有專責人員回覆，其中也
有醫護團隊的溫馨提醒、叮嚀、影音專題衛教，腎友可以重覆觀
看，提升學習效果，增加醫病雙向溝通。

3 全自動腹膜透析雲端醫療管理平台

　　試想，邊睡覺邊洗腎，睡一覺醒來就洗好了，照常上班、上學，跟平日生活沒兩樣，這就是全自動腹膜透析。運用創新技術的概念，全自動腹膜透析機與雲端醫療管理平台是新一代遠距透析照護，將傳統的醫療機器和雲端技術結合，透析機藉由無線傳輸訊號，會將治療數據自動上傳到雲端醫療管理平台，可供醫療團隊查閱得到詳實的治療記錄，同時也提供相關數據分析，讓醫療照護團隊更能掌握腎友居家透析治療的實際狀況。

　　自 2019 年新型冠狀病毒（COVID-19）肆虐全球之際，腹膜透析遠距結合雲端醫療的這項功能，更凸顯出治療照護上的優勢，腎友可以線上隨時得到照護與指導，不必時時往返醫院評估調整透析處方，在家透析更安心。

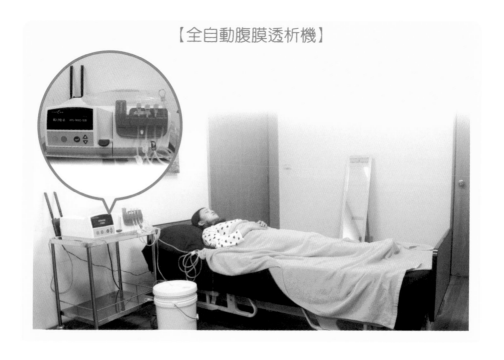

【全自動腹膜透析機】

第二章》 省時又省力，遠距居家診療

1 遠距視訊診療：居家透析更安心

新冠肺炎疫情期間，配合國家防疫政策，全台各大醫院自 2021 年 5 月 19 日起因應 COVID-19 疫情開始，提供遠距診療服務。腹膜透析腎友受疫情的影響下，難免心情不安，影響回診的意願。

本院透過視訊方式通訊診療，經醫師開立當月的透析處方及藥物後，再到醫院「遠距快速櫃台」或「戶外領藥窗口」進行取藥，確診腎友無法返院，由醫院協助將藥物配送到府，無須進入醫院，可與其他就診民眾隔絕。照顧身體健康的同時，減少醫院及社區感染的風險。

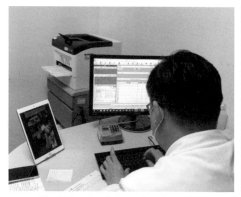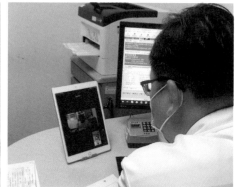

視訊看診→遙遠的診查距離，傳送不變的溫度。

【腹膜透析遠距視訊門診——服務流程】

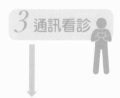

1 來源

對象：腹膜透析腎友。

期間：腎友狀況需求及疫情期間。

2 掛號

電話掛號：至少看診前一天(假日除外)致電腹膜透析室預約。

預約時間：08:00 ～ 17:30。

預約時段：上午診、下午診。

3 通訊看診

醫院：看診當日醫院透過視訊軟體與您進行視訊連線。

腎友：請準備【健保卡】供身份確認及拍照留存。

醫師：確認腎友健保卡、進行視訊看診、開立處方。

4 收費、領藥

收費、領藥：依院方流程至【遠距快速窗口】批價、繳費、領藥。

※ 三日內(含就診日)須完成繳費及領藥。

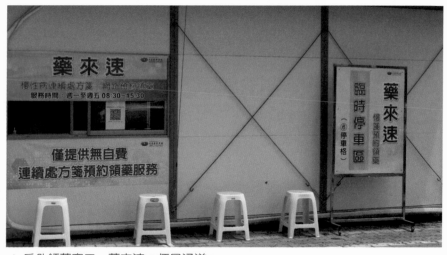

▲ 戶外領藥窗口」藥來速：便民通道

2 腹膜透析居家訪視：讓我們更了解你

當腎友即將返家自行操作腹膜透析治療時，總是擔心自己能不能勝任？家中的環境適合嗎？換液技術會不會有差錯？機器會操作順利嗎？透析機及藥水要擺放在哪裡？這一連串的疑問，都令腎友忐忑不安，唯有經過醫護團隊的「認證」，才能安心。

認證，其實就是家庭訪視的過程。為了讓腎友在家裡洗得安心、有信心，醫護團隊會與腎友們來個家庭約會，就像探視家人一般。評估腎友家中的環境、換液準備動線、藥水儲放空間，以及觀察實際換藥水的過程。當然能與家庭的其他成員互動更佳，盡可能發現居家環境有哪些潛在的問題，協助排除解決，讓腎友得到更完善的照護。

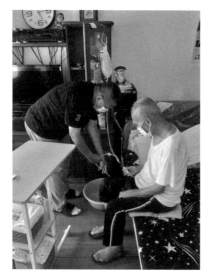

吳○○

家訪評核表評估／90 分

❶ 因年邁臥榻搬至客廳，換液空間整潔，寵物養在外，並不會進入到換液空間。

❷ 換藥物品固定擺放在收納櫃。

❸ 換藥桌子很用心地找了可移動式置物桌，方便使用收納。

❹ 透析液存放整齊。

觀察：家屬換液技術正確，且全程關閉冷氣、風扇。

建議：因正值天氣炎熱，室內環境悶熱，提醒除導管銜接與分離外，可適時開啟空調使用。

主治醫師：○○○ 醫師

在家訪的經驗裡，即便有些腎友家裡透析環境不理想，空間有限，在護理師的用心協助下，仍然可以營造出良好的透析環境。

藉由家訪，醫護團隊更確切了解腎友平時的作業習慣與透析環境，指導腎友在居家環境、自我照護技術上的缺失。若有居家照護及生活上的困難，可適時提供社會資源、轉介社區照護連結。

家訪時，我們會針對各個面向做評分，讓腎友更了解醫護的期許，符合標準的腎友們在自我透析照護上更有自信，而略為不足的腎友也能獲得寶貴的建議與改進的機會，一舉兩得。

3 超前部署：透析藥水防災高風險應變與處置流程

颱風是台灣最常見的天然災害之一，當遇到颱風靠近時，透析液的送貨時程將會受到考驗。在颱風預報期間護理師針對可能受颱風影響的腎友，逐一電訪，了解家中透析液的庫存量，以提前部署透析液運送。

★ 一旦庫存量不足，會依醫囑安排提前送貨。

★ 因颱風停止上班縣市或交通中斷區域，在確認庫存量足夠下，順延到颱風過後第一個上班日送貨。

★ 若颱風期間發現庫存不足、藥水遭到沖毀或損壞，應儘快與護理人員聯絡。

★ 高山、特殊偏遠地區的腎友們，更要時時留意家中的庫存量，如有不足的情形，應立刻與護理師聯絡，以便及早安排送貨事宜。

【颱風及洪水──透析藥水配送應變流程】

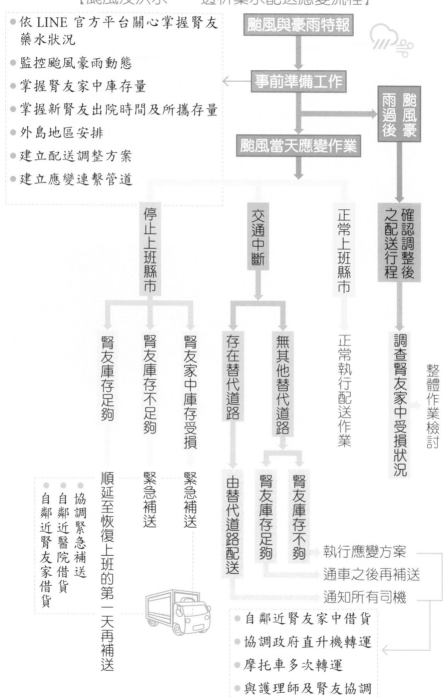

- 依 LINE 官方平台關心掌握腎友藥水狀況
- 監控颱風豪雨動態
- 掌握腎友家中庫存量
- 掌握新腎友出院時間及所攜存量
- 外島地區安排
- 建立配送調整方案
- 建立應變連繫管道

颱風與豪雨特報

事前準備工作

颱風當天應變作業

颱風豪雨過後

停止上班縣市

交通中斷

正常上班縣市

確認調整後之配送行程

腎友庫存足夠

腎友庫存不足夠

腎友家中庫存受損

存在替代道路

無其他替代道路

正常執行配送作業

調查腎友家中受損狀況

整體作業檢討

順延至恢復上班的第一天再補送

緊急補送

緊急補送

由替代道路配送

腎友庫存足夠

腎友庫存不夠

- 協調緊急補送
- 自鄰近醫院借貨
- 自鄰近腎友家借貨

執行應變方案
通車之後再補送
通知所有司機

- 自鄰近腎友家中借貨
- 協調政府直升機轉運
- 摩托車多次轉運
- 與護理師及腎友協調

4 花東離島智慧化運送：無人機運送透析藥水

　　天災除了會造成人民生命財產之損失，也會導致建築物損害、道路交通中斷受阻，連帶影響民生用品、醫療物資配送，造成民眾就醫的不便，甚至生命受到威脅。

　　許多地區幅員廣大，當颱風時節，洪水常摧毀道路。許多腎友居住在偏鄉、離島或高山，經常性道路的中斷，透析藥水恐無法送達。

　　空中的運輸救援，可謂是一場即時雨。由直升機運送透析液至受災的地區外，未來可望借助無人機技術達到緊急醫療的目的。期許未來我們能有超前部署無人機的作業，提供到更多高山、偏鄉腎友們，無後顧之憂的醫療服務網。

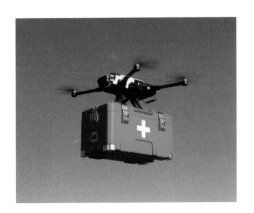

APPENDIX

附録

1 食物含鉀表

項目	名稱	量（毫克）	名稱	量（毫克）
蔬菜類	冬瓜	120	青江菜	280
	萵苣	130	胡蘿蔔	290
	甜椒	130	苜蓿芽	300
	洋蔥	150	紅蔥頭	310
	高麗菜	150	甘薯葉	310
	青蔥	160	九層塔	320
	苦瓜	160	芹菜	320
	筊白筍	180	南瓜	320
	鹹菜	180	辣椒	330
	包心白菜	186	竹筍	340
	綠豆芽	190	黑甜菜	340
	玉米筍	190	青花菜	340
	蘿蔔	200	半天筍	350
	韭菜花	200	韭菜	360
	金針菜	200	牛蒡	370
	茄子	200	山藥	370
	蕃茄	210	紅莧菜	380
	蘆筍	220	茼蒿	390
	黃秋葵	220	山芹菜	400
	芥藍	222	香椿	400
	小白菜	240	空心菜	440
	花椰菜	240	荸薺	450
	油菜花	240	野苦瓜	450
	龍鬚菜	250	菠菜	460
	紅鳳菜	260	芫荽	480

項目	名稱	量（毫克）	名稱	量（毫克）
蔬菜類	蓮藕	280	梅乾菜	500
	綠蘆筍	280	莧菜	530
	薑	280	川七	540
	油菜	280	高麗菜乾	870
水果類	鳳梨	40	聖女蕃茄	180
	葡萄柚	60	哈密瓜	200
	蓮霧	70	石榴	200
	楊桃	100	棗子	200
	西瓜	100	百香果	200
	文旦	110	櫻桃	220
	桔子	110	木瓜	220
	富士蘋果	110	香瓜	240
	水梨	110	龍眼	260
	檸檬	120	香蕉	290
	葡萄	120	奇異果	290
	柳丁	120	桃子	300
	海頓芒果	120	芭蕉	320
	青龍蘋果	130	美濃瓜	320
	白柚	140	釋迦	390
	甜柿	150	榴槤	420
	枇杷	150	柿餅	557
	土芭樂	150	紅棗	597
	泰國芭樂	150	黑棗	600
	草莓	180	葡萄乾	710
	荔枝	180	龍眼乾	1300

※ 註　1. 以上所列各食物均指可食用部分的淨重

　　　2. 以上食物為每 100 公克的含鉀量（mg/100g）

　　　3. 行政院衛生署食品藥物管理局台灣食品成分資料庫（2016 年版）

2 食物含磷表

項目	名稱	量（毫克）	名稱	量（毫克）
蔬菜類	蘿蔔	13	苦瓜	41
	胡瓜	13	南瓜	42
	蕃茄	20	綠豆芽	42
	鹹菜	20	青蒜	43
	川七	22	筊白筍	43
	薑	24	菠菜	45
	茼蒿	25	胡蘿蔔	52
	冬瓜	25	紅莧菜	53
	甜椒	26	九層塔	53
	絲瓜	26	莧菜	54
	青江菜	28	蓮藕	54
	茄子	28	辣椒	55
	青蔥	28	玉米筍	56
	甘藍	28	油菜花	57
	高麗菜	28	猴頭菇	61
	甘薯葉	30	黃豆芽	63
	洋蔥	30	荸薺	64
	芹菜	31	綠蘆筍	65
	麻竹筍	31	龍鬚菜	65
	芋莖	32	青花菜	67

項目	名稱	量（毫克）	名稱	量（毫克）
蔬菜類	山藥	32	紅蔥頭	67
	紅鳳菜	34	過溝菜蕨	74
	韭菜花	35	香菇	86
	包心白菜	35	野莧	91
	花椰菜	36	苜蓿芽	93
	芫荽	37	洋菇	93
	空心菜	37	牛蒡	95
	小白菜	37	金針菇	108
	油菜	38	辣椒醬	109
	金針菜	38	草菇	124
	芥藍	39	香椿	126
	梅乾菜	40	高麗菜乾	143
	竹筍	41	柳松菇	146
水果類	鳳梨	8	棗子	20
	枇杷	9	櫻桃	20
	蓮霧	10	聖女蕃茄	21
	木瓜	10	柳丁	21
	楊桃	11	香蕉	22
	水梨	11	西瓜	23
	青龍蘋果	12	檸檬	24
	土芒果	12	龍眼	25
	西洋梨	13	桃子	26

項目	名稱	量（毫克）	名稱	量（毫克）
水果類	愛文芒果	14	酪梨	27
	哈蜜瓜	14	荔枝	27
	柿子	14	榴槤	35
	泰國芭樂	15	奇異果	35
	柑橘	15	草莓	35
	桔子	15	芭蕉	37
	土芭樂	15	石榴	40
	葡萄	16	釋迦	46
	香瓜	16	百香果	50
	葡萄柚	17	黑棗	53
	文旦	18	紅棗	70
	白柚	18	葡萄乾	117
	李子	18	龍眼乾	153
	水蜜桃	19	椰子粉	259
	甜柿	19		
澱粉類	麵筋（乾）	28	大麥片	150
	玉米醬	29	全麥土司	156
	壽司米	38	小麥	160
	寧波年糕	38	雞絲麵	163
	白飯	39	小薏仁（洋薏仁）	166
	玉米粒罐頭	59	通心麵	191
	麵腸	77	小米	202

項目	名稱	量（毫克）	名稱	量（毫克）
澱粉類	在來米	77	糙米麩	211
	糯米粉	77	全麥麵粉	213
	通心麵	80	米粉	224
	奶酥麵包	83	蕎麥	305
	低筋麵粉	94	黑糯米	310
	白玉米	100	小麥	322
	黑糯米	101	爆米花玉米	332
	中筋麵粉	109	即食燕麥片	339
	雞絲麵	109	麥芽飲品	382
	麵線	110	燕麥	424
	高筋麵粉	111	薏仁	506
	燕麥片	116	麥片	524
	白土司麵包	119	糙米	536
	雞蛋麵（乾）	127	養生麥粉	639
	菠蘿麵包	132	小麥胚芽	1054
	胚芽米	133		
堅果類	杏仁粉	88	花生粉	497
	栗子（糖炒）	118	腰果（蜜汁）	508
	菱角	179	黑芝麻	531
	愛玉子	279	芝麻醬	565
	花生	389	黑芝麻粉	576
	開心果	397	白芝麻	666

項目	名稱	量（毫克）	名稱	量（毫克）
堅果類	油炸花生	450	蓮子	667
	花生醬	467	葵瓜子	726
	山粉圓	485	西瓜子（玉桂）	902
	杏仁果（蔥蒜）	496	南瓜子（白瓜子）	981
澱粉類	蕃薯粉	5	豆薯	17
	西谷米	9	馬鈴薯	48
	蒟蒻	10	甘薯	53
	蓮藕粉	14	芋頭	64
豆類	豆漿	35	小方豆干	247
	粉絲（冬粉）	43	豆豉（黑豆）	277
	敏豆	45	素肉鬆	278
	花豆	46	五香豆干	291
	甜豌豆	64	蠶豆（鹽酥）	353
	嫩豆腐	73	綠豆	362
	素火腿	105	日式炸豆皮	368
	傳統豆腐	111	蠶豆	376
	百頁豆腐	123	豆腐皮	391
	樹子	130	黑豆	423
	麻油辣腐乳	138	花豆	456
	皇帝豆	140	開心果	463
	味噌	155	綠豆仁	486
	毛豆	189	紅豆	493

項目	名稱	量（毫克）	名稱	量（毫克）
豆類	豌豆	191	黃豆	494
	小三角油豆腐	218	腰果	522
	凍豆腐	219	杏仁	538
	臭豆腐	243	雞蛋豆腐	1040
動物內臟類	豬腎	40	豬舌	173
	鴨血	48	豬心	176
	雞胗	50	豬血	177
	雞心	54	豬舌肉	252
	牛肚	54	豬肝連	280
	豬大腸	65	豬肝	310
	豬血糕	69	膽肝	318
	雞肝	106	豬腦	329
	豬肚	114		
肉品類	熱狗	197	小排（豬）	193
	鴨賞	223	培根	203
	牛肉乾	315	三明治火腿	295
	羊肉	117	DHA 火腿	393
	五花肉（豬）	128	大排（豬）	204
	鵝肉	137	牛腱	210
	豬腳	149	豬前腿瘦肉	212
	牛小排	151	豬腱	220
	梅花肉（豬）	151	雞胸肉（肉雞）	223

項目	名稱	量（毫克）	名稱	量（毫克）
肉品類	香腸（原味）	201	鴨肉	242
	豬肉酥	281	雞肉鬆	219
	豬肉乾	362	火腿	303
	田雞	151	豬肉條	474
	雞排（肉雞）	167	全雞（手扒雞）	247
	山羊肉	168	雞胸肉（肉雞）	255
	牛腩	177	臘肉（五花肉）	315
	烏骨雞	186	鵝腿肉（熟）	495
水產食品類	海蜇皮（生、濕）	55	草對蝦（草蝦）	244
	鮑魚	95	九孔螺（九孔）	255
	牡蠣（蚵仔）	105	鯖魚（煎）	263
	白鯧魚	107	明蝦	278
	章魚	111	牡蠣干（蚵干）	293
	旭蟹（蝦姑頭）	119	鯖魚（魚鬆）	376
	蠑螺	135	鮭魚鬆	377
	文蜆	137	旗魚鬆	423
	文蛤	153	小卷（鹹）	505
	鳳螺（風螺）	162	魚脯	611
	海鱸	171	魷魚絲	617
	吳郭魚	179	烏魚子	626
	白帶魚（瘦帶魚）	188	蝦米	652
	真烏賊（花枝）	198	蝦皮	670
	魚肉鬆	206	柴魚片	712

項目	名稱	量（毫克）	名稱	量（毫克）
水產食品類	蝦仁	218	干貝	715
	紅蟳	234	小魚干	837
蛋類	鵝蛋	257	雞蛋黃	515
	鐵蛋	279	DHA 智慧蛋（蛋黃）	517
	鵪鶉蛋	317	鹹鴨蛋黃	821
	鴨蛋黃	499		
奶類	養樂多	37	奶精（植物性）	324
	優酪乳（原味）	52	調味奶粉（果汁）	556
	優酪乳（草莓）	56	乳酪（低脂）	604
	牛奶雞蛋布丁	69	羊乳片	661
	低脂保久乳	99	高鐵鈣脫脂奶粉	695
	鮮乳（低脂）[福樂]	100	羊奶粉	709
	鮮乳（全脂）[光泉]	101	全脂奶粉	745
	高鈣調味乳	101	低脂奶粉	932
	全脂保久乳	115	奶粉（脫脂即溶）	946
	低脂保久乳	134	脫脂高鈣奶粉	1334
	脫脂高鈣鮮乳	149	高鈣高纖脫脂奶粉	1469
	煉乳	215		
飲品類	三合一咖啡	188	三合一奶茶	257
	香片茶包	299	烏龍茶茶包	310
	可可粉	780	綠茶茶包	275
	咖啡豆（曼特寧）	198	即溶咖啡	311
	紅茶茶包	309		

項目	名稱	量（毫克）	名稱	量（毫克）
調味醬類	糯米醋	2	雞湯塊	158
	烏醋	7	無鹽醬油	158
	蕃茄醬	49	醬油露	158
	大骨汁	82	黑胡椒粉	182
	低鈉鹽	83	五香粉	184
	白胡椒粉	87	高鮮味精	193
	辣豆瓣醬	87	花椒粉	195
	海苔醬	100	素沙茶醬	208
	芥茉醬	107	豆瓣醬	231
	醬油膏	111	沙茶醬	282
	八角	112	油蔥酥	377
	烤肉醬	127	辣椒粉	384
	鮮雞精	132	咖哩粉	419
	低鹽醬油	137	酵母粉	1477
	枸杞	156		
加工調理食品類	蘿蔔糕（廣式）	33	貢丸	209
	炸雞塊	102	虱目魚丸	219
	鮮蝦泡麵	109	蜂王漿	234
	天婦羅（甜不辣）	110	魚酥	241
	蝦餃	112	花生湯圓	279
	牛肉泡麵	115	蟹味棒	285

項目	名稱	量（毫克）	名稱	量（毫克）
加工調理食品類	魚餃	127	芝麻包	321
	旗魚丸	138	鮮肉湯圓	351
	魚丸	142	芋泥包	379
	燕餃	144	芝麻湯圓	398
	蒲燒鰻	156	燒賣	408
	芋頭粿	159	花粉	594
	蛋餃	173	大豆卵磷脂	1685
	竹輪	176		
糕餅類	燒餅	65	蛋捲	163
	巧克力牛奶糖	75	牛軋糖	173
	鳳梨酥	87	金莎巧克力	204
	油條	93	白芝麻糖	209
	核棗糕	102	七七乳加巧克力	248
	太妃糖	116	泡芙（巧克力）	252
	起司蛋糕	130	白巧克力	280
	蜂蜜蛋糕	130	蛋黃酥	354
	巧克力蛋糕	135	花生貢糖	368
	洋芋片	137	黑巧克力	387
	乳酪蛋糕	139	健素糖	415
	M&M 牛奶巧克力	148	黑芝麻糖	472

※ 註　1. 以上所列各食物均指可食用部分的淨重

　　　2. 以上食物所含的單位為每 100 公克所含的磷質量（mg/100g）

　　　3. 行政院衛生署食品藥物管理局台灣食品成分資料庫（2016 年版）

3 如何留二十四小時小便及透析液

留 24 小時小便方法

1 回診前一日，早上 7 點後開始留小便，至回診當日早上 7 點前結束，記錄小便總量。

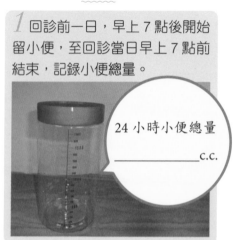

24 小時小便總量

＿＿＿＿＿＿c.c.

2 取 10c.c 小便放入試管，帶到腹膜透析室，尿液總量告知護理人員，以便送檢驗。

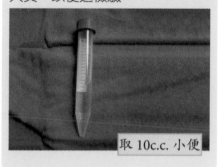

取 10c.c. 小便

留 24 小時雙連袋透析液的方法

1 回診前一日，早上第一袋到晚上最後一袋的透析液全部留著並記錄引流量。

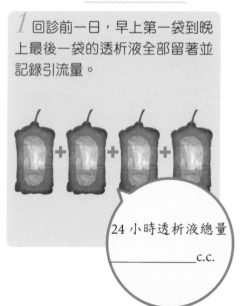

24 小時透析液總量

＿＿＿＿＿＿c.c.

2 將引流的透析液倒入大桶子並混合均勻。取 10c.c 透析液放入試管，帶到腹膜透析室，以便送檢驗。

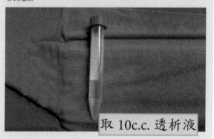

取 10c.c. 透析液

留 24 小時**全自動腹膜透析液**的方法

1 回診當日早上，記錄機器零週期引流量、總脫水量，將引流桶內透析液混合均勻。

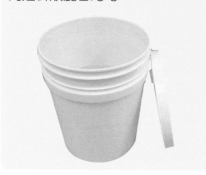

2 取 10c.c 透析液放入試管，帶到腹膜透析室，計算總量，以便送檢驗。

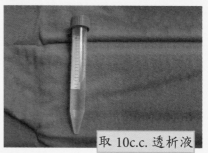

取 10c.c. 透析液

24 小時透析液

總治療量＋總脫水量＝＿＿＿＿＿c.c.

留 24 小時**全自動腹膜透析液及白天加洗一袋透析液**的方法

1 回診前一天加洗一袋的透析液留著。回診當日早上，記錄機器零週期引流量、總脫水量，將前一天引流的透析液倒入桶內，混合均勻。

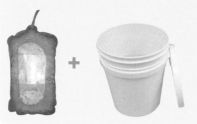

2 取 10c.c 透析液放入試管，帶到腹膜透析室，計算總量，以便送檢驗。

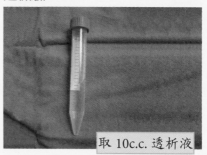

取 10c.c. 透析液

24 小時透析液

總治療量＋總脫水量＝＿＿＿＿＿c.c.

4 腹膜透析常見 Q&A

Q 1. 腹膜透析腎友可以腎移植嗎？

A> 腎友們接受腎臟移植後的生活品質與長期存活率，遠優於未接受移植者。因此，我們鼓勵每位腎友至各大醫院「移植門診」進行評估與登記。

只要沒有下列移植禁忌症，都適合接受腎臟移植手術的評估。受腎者的年齡沒有絕對的限制，但考量手術、抗排斥藥物的風險及移植腎使用年限，以年齡 70 歲以下較佳。

【禁忌症】

1 有無法控制的感染者	2 肺結核未完全治療者	3 重大疾病不宜手術者
4 愛滋病帶原者	5 有惡性腫瘤者	6 藥癮、酒癮患者

7 心智不正常者或無法長期配合藥物治療者

8 嚴重腦血管或周邊血管病變，使日常生活無法自理，且無法接受重建手術者

9 患有自體免疫疾病且疾病仍具活性，需使用高劑量類固醇或其他免疫抑制劑者

Q 2. 腎臟移植要如何登記呢？

A> 依台灣現行法規，腎友們一旦進入規則透析治療，且領有重大傷病永久證明者（2012 年 2 月 1 日起實施），即符合標準，可以至各大醫院「移植門診」做進一步的評估。

每位腎友可自行選擇所屬的登錄醫院，衛福部規定每人只可選擇一家醫院登記，不得重覆。在門診填寫相關資料及醫師進行相關檢查與抽血評估後，可登錄至器官捐贈移植中心的等待名單中。

接受腎移植登記的腎友，每三個月必須回「移植門診」追蹤，留存血清檢體，以待捐贈者出現時，做進一步的交叉配對試驗。超過六個月未回診，則暫列為「無效名單」。當各家醫院出現器官捐贈者時，將由財團法人器官捐贈移植登錄中心的電腦登錄系統產生各器官配對名單。

Q 3. 接受腎臟移植的醫療花費如何？

A> 腎臟移植手術費用由健保給付，屍腎移植是由腦死病人無償捐贈，不需額外付費，您只需要負擔部分費用（如病房差額、自費藥物或伙食費）及腹腔鏡手術所需部分費用耗材。

活體腎臟移植（親屬移植）是由五等親內的血親關係或配偶的捐贈（配偶是指結婚 2 年以上或生有子女者；親等範圍以衛生福利部公佈之法令為主），與屍腎移植一樣皆由健保給付，您只需再多負擔捐贈者腹腔鏡手術所需部分自費耗材。

若需額外自費使用的特殊醫材或藥品，醫護人員會於使用前詳細說明，經腎友同意後使用。

Q 4. 血型不相容及親屬活體腎臟移植？

A> 腎臟移植分為大愛腦死捐贈以及親屬活體捐贈，在財團法人器官捐贈移植登錄及病人自主推廣中心的統計中，平均每天有將近 7500 位國人在等待腎臟移植，但大愛腦死捐贈與等待的腎友人數有十分大的努力空間。所以親屬活體腎臟捐贈移植則是腎友的另外一個選擇。

器官捐贈移植的配對首要條件是血型相符或是相容，但是在親屬活體腎臟移植會碰到血型不符合或不相容的情形，譬如一位 A 型的家人想要捐贈一顆腎臟給一位 B 型正在接受血液透析的家人，但是他們的血型不符合也不相容該怎麼辦呢？現今藥物的進步以及醫療技術的改良，腎臟移植技術已不再受限於相同血型了。

受贈者需要在移植手術前一週進行「雙重過濾血漿分離治療」（健保給付）將血液中不同血型的抗體過濾掉，再施打抑制 B 淋巴球功能的藥物，為的是將血液中的抗體濃度降低同時抑制抗體增生，臨床上通常會經過五次雙重過濾血漿分離治療，便能接受血型不相同的親屬活體腎臟移植手術，當然手術後與所有接受器官移植患者一樣，都需要終身服用免疫抑制劑（文／花蓮慈濟醫學中心器官協調護理師 周桂君）。

Q 5. 腹膜透析治療需要花多少錢？

A> 1. 無透析相關重大傷病卡，須部分負擔費用，等重大傷病核准後，可拿收據依該院規定辦理退費。

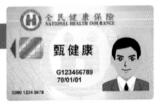

▲ 重大傷病卡註記於健保卡內。

2. 領有重大傷病卡，除自費的特殊醫材或藥品外，皆由健保給付。

Q 6. 透析腎友的社會福利措施為何？

A> 經醫師診斷必須長期接受規則洗腎的腎友，可以尋求以下社會福利資源。申請注意事項如下。

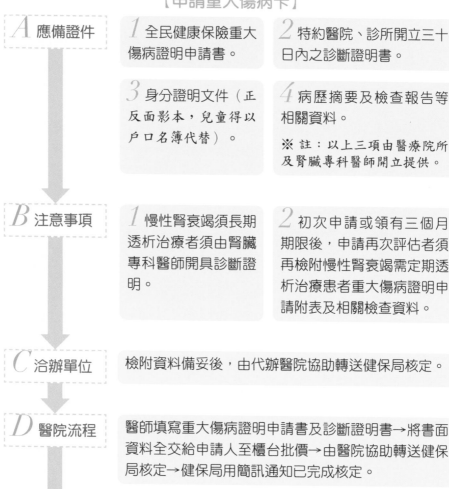

【申請重大傷病卡】

A 應備證件

1 全民健康保險重大傷病證明申請書。

2 特約醫院、診所開立三十日內之診斷證明書。

3 身分證明文件（正反面影本，兒童得以戶口名簿代替）。

4 病歷摘要及檢查報告等相關資料。

※ 註：以上三項由醫療院所及腎臟專科醫師開立提供。

B 注意事項

1 慢性腎衰竭須長期透析治療者須由腎臟專科醫師開具診斷證明。

2 初次申請或領有三個月期限後，申請再次評估者須再檢附慢性腎衰竭需定期透析治療患者重大傷病證明申請附表及相關檢查資料。

C 洽辦單位

檢附資料備妥後，由代辦醫院協助轉送健保局核定。

D 醫院流程

醫師填寫重大傷病證明申請書及診斷證明書→將書面資料全交給申請人至櫃台批價→由醫院協助轉送健保局核定→健保局用簡訊通知已完成核定。

E 核定時間

2 週。

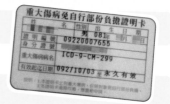

F 福利事項

可免除看診的部分負擔。

【身心障礙手冊】

A 應備證件

1 身分證及印章。

2 一吋半身照片 3 張。

3 身分證正、反面影本或戶口名簿影本一份。

4 身心障礙手冊或身心障礙證明（*初次鑑定者免持*）。

5 受委託之法定代理人或他人須檢附個人身分證明文件，受委託之他人另應檢附委託授權書。

B 申請流程

檢附應備文件向戶籍所在地直轄市區公所或鄉（鎮、市、區）公所領取身心障礙手冊。

※ 註：重大傷病卡通過申請，才能申請。

C 洽辦單位

戶籍所在地直轄市區公所或鄉（鎮、市、區）公所。

D 醫院作業流程

申請人檢附應備文件→經腎臟專科醫師填寫→社工與申請人聯絡評估時間→社工完成後直接將身心障礙鑑定表轉送縣府衛生局核定→縣政府社會處製發身心障礙手冊，統一函送公所轉發。

E 核定時間

1 個半月到 2 個月。

F 福利事項

1 勞健保費減免。

2 每月生活津貼補助（*依各縣市政府規定*）。

3 免稅優待（*如汽車牌照稅及綜合所得稅*）。

4 減免子女學雜費。

※ 註：身心障礙手冊每 5 年重新鑑定一次。

【公、勞、農保殘廢給付】

A 福利內容	申請殘廢給付 440 天（依投保金額給付）。

↓

B 應備文件

1 殘廢給付申請書。　　*2* 給付收據。

3 核定通知單。　　*4* 勞保殘廢診斷書（向投保單位索取）。

5 殘障手冊。　　*6* 身分證影印本。　　*7* 印章。

↓

C 受理單位　　各投保單位公、勞、農保局。

※ 資料來源

1. 衛生福利部社會及家庭署身心障礙服務入口網——身心障礙鑑定需求 評估及證明核發。

2. 衛生福利部中央健康保險署——重大傷病卡申請與換發注意事項。

Q 7. 腹膜透析可以洗一輩子嗎？哪些情況需轉為血液透析治療？

A> 雖然有許多腎友行腹膜透析超過數十年，但根據統計，每年約有 10 ～ 25％的腎友需轉成血液透析治療。

常見的原因包括反覆或困難治療的腹膜炎、尿毒素清除率或脫水效果不足、出現腹膜透析併發症（如腹膜硬化症及橫膈膜破洞不考慮施行修補手術）、腎友自身的照護因素等。

Q 8. 視力障礙的腎友可以採用腹膜透析治療嗎？

A> 腹膜透析治療換液是一項需要無菌操作的技術，明眼人在換液的過程，得需小心翼翼的操作，以避免疏失引發管路的污染，造成腹膜炎；那對於有視力障礙的腎友是否還能採用腹膜透析治療呢？

目前臨床上針對視力障礙的腎友進行腹膜透析治療，主要有兩種方法。一種是由同住的家人協助進行換液，而另一種是針對「經醫護團隊評估」有能力自行換液的腎友，依靠輔具協助換液。在醫護團隊的用心指導下，藉由輔助器，一樣能順利進行腹膜透析治療，以降低污染的發生。

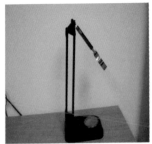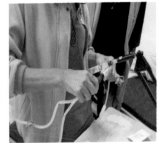

▲ 視弱病人輔具

Q 9. 腎友單側手臂受傷或開刀，可單手進行腹膜透析？

A> 腎友在透析生涯中難免會遇到一些大小問題，在面臨難題時，醫護團隊會與您站在一起，給予您正向鼓勵，減少挫折、焦慮及無望感，並協助您解決問題。

有位腎友因腕隧道症候群及手腕骨折多次手術，返家無人協助換液，經醫護團隊的鼓勵及輔助器協助下，依舊能獨立完成腹膜透析治療。以下是腎友換液時單手操作的輔助器。

【單手雙連袋操作 7 步驟】

1 利用輔具固定管子

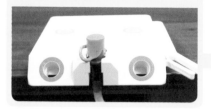

2 將輸液管固定在輔具上

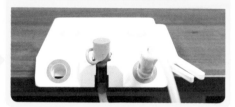

4 旋開輸液管接頭

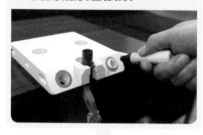

3 拉開管子上的拉環

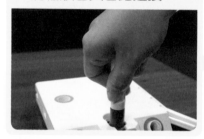

5 將輸液管與管路連接

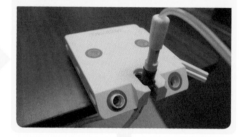

6 銜接完畢

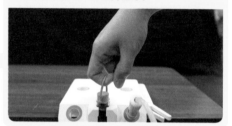

7 可利用長尾夾固定,避免轉開

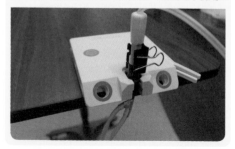

Dr. Me 健康系列 HD0189

全彩圖解腹膜透析居家照顧全書

作　　者／花蓮慈濟醫學中心 腎臟科、復健醫學部、營養科醫療團隊
選　　書／陳玉春
主　　編／陳玉春

協力編輯&校對／花蓮慈濟醫學中心 腎臟科、復健醫學部、營養科醫療團隊
協力主編／黃秋惠、游純慧

行銷經理／王維君
業務經理／羅越華
總 編 輯／林小鈴
發 行 人／何飛鵬

出　　版／原水文化
　　　　　台北市民生東路二段141號8樓
　　　　　電話：02-2500-7008
　　　　　傳真：02-2502-7676
　　　　　原水部落格：http://citeh2o.pixnet.net
發　　行／英屬蓋曼群島商家庭傳媒股份有限公司城邦分公司
　　　　　台北市中山區民生東路二段141號11樓
　　　　　書虫客服服務專線：02-25007718；02-25007719
　　　　　24小時傳真專線：02-25001990；02-25001991
　　　　　服務時間：週一至週五上午09:30-12:00；下午13:30-17:00
讀者服務信箱E-mail：service@readingclub.com.tw
劃撥帳號／19863813；戶名：書虫股份有限公司
香港發行／城邦（香港）出版集團有限公司
　　　　　香港灣仔駱克道193號東超商業中心1樓
　　　　　電話：852-2508-6231　傳真：852-2578-9337
　　　　　電郵：hkcite@biznetvigator.com
馬新發行／城邦（馬新）出版集團【Cite(M)Sdn. Bhd.(458372U)】
　　　　　11, Jalan 30D/146, Desa Tasik,
　　　　　Sungai Besi, 57000 Kuala Lumpur, Malaysia.
　　　　　電話：603- 90563833　傳真：603- 90562833

城邦讀書花園
www.cite.com.tw

美術&插畫設計／張曉珍
運動繪圖／楊子儀
封面設計／許丁文
製版印刷／科億資訊科技有限公司
初版一刷／2022年8月16日
定　　價／500元
ISBN：978-626-95742-9-2（平裝）
ISBN：978-626-95986-2-5（EPUB）
有著作權・翻印必究（缺頁或破損請寄回更換）

本書特別感謝：
佛教慈濟醫療財團法人人文傳播室、
花蓮慈濟醫學中心公共傳播室協助相關出版事宜。

國家圖書館出版品預行編目資料

全彩圖解腹膜透析居家照顧全書/
花蓮慈濟醫學中心腎臟科、復健醫學部、營養科醫療
團隊合著.
　-- 初版. -- 臺北市：原水文化出版：
英屬蓋曼群島商家庭傳媒股份有限公司城邦分公司發
行, 2022.08
　　面；　公分. -- (Dr.Me健康系列；HD0189)
ISBN 978-626-95742-9-2(平裝)

1.CST: 腹膜透析 2.CST: 透析治療 3.CST: 健康照護

415.8162　　　　　　　　　　　　111004395